essentials

Essentials liefern aktuelles Wissen in konzentrierter Form. Die Essenz dessen, worauf es als „State-of-the-Art" in der gegenwärtigen Fachdiskussion oder in der Praxis ankommt. Essentials informieren schnell, unkompliziert und verständlich

- als Einführung in ein aktuelles Thema aus Ihrem Fachgebiet
- als Einstieg in ein für Sie noch unbekanntes Themenfeld
- als Einblick, um zum Thema mitreden zu können.

Die Bücher in elektronischer und gedruckter Form bringen das Expertenwissen von Springer-Fachautoren kompakt zur Darstellung. Sie sind besonders für die Nutzung als eBook auf Tablet-PCs, eBook-Readern und Smartphones geeignet.

Essentials: Wissensbausteine aus Wirtschaft und Gesellschaft, Medizin, Psychologie und Gesundheitsberufen, Technik und Naturwissenschaften. Von renommierten Autoren der Verlagsmarken Springer Gabler, Springer VS, Springer Medizin, Springer Spektrum, Springer Vieweg und Springer Psychologie.

Weitere Bände in dieser Reihe
http://www.springer.com/series/13088

Hans Assmus

Das Karpaltunnelsyndrom

Eine Übersicht für Ärzte aller
Fachgebiete

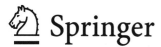

Hans Assmus
Schriesheim
Deutschland

ISSN 2197-6708   ISSN 2197-6716 (electronic)
ISBN 978-3-662-45314-8   ISBN 978-3-662-45315-5 (eBook)
DOI 10.1007/978-3-662-45315-5
Springer Heidelberg New York Dordrecht London

Die Deutsche Nationalbibliothek verzeichnet diese Publikation in der Deutschen Nationalbiblio-
grafie; detaillierte bibliografische Daten sind im Internet über http://dnb.d-nb.de abrufbar.

Springer ist Teil der Fachverlagsgruppe Springer Science+Business Media (www.springer.com)

Vorwort

Die vorliegende Übersicht stützt sich auf die vom selben Autor (zusammen mit Gregor Antoniadis) herausgegebene Monographie „Nervenkompressionssyndrome" 3. Aufl. des Springer-Verlags, von der die Abbildungen übernommen wurden. Die wichtigsten Fakten wurden, auch für einen Laien verständlich, erwähnt, bezüglich weiter gehender Einzelheiten muss auf das Ursprungswerk verwiesen werden, das detaillierte Schilderungen der verschiedenen diagnostischen und operativen Techniken und Abläufe enthält. Berücksichtigung fand auch die aktualisierte interdisziplinäre Leitlinie, an welcher der Autor maßgeblich mitgewirkt hat.

Dank schulde ich Herrn Dr. Fritz Kraemer vom Springer-Verlag, der das Projekt inauguriert und gefördert hat, Herrn Prof. Gregor Antoniadis, meinem Mitherausgeber der „Nervenkompressionssyndrome", für die Überlassung des Materials und Frau Ilona Michels für das Schreiben des Manuskripts.

Schriesheim, im September 2014   Hans Assmus

Was Sie in diesem Essential finden können

- Beschreibung des Krankheitsbildes Karpaltunnelsyndrom
- Beschreibung der diagnostischen Maßnahmen und Techniken
- Konservative Behandlungsmöglichkeiten
- Indikation zur Operation, Beschreibung und Diskussion der operativen Techniken (offene und endoskopische Operation)

Inhaltsverzeichnis

Einleitung

1

Nächtliche Missempfindungen und Taubheit der Hände waren bereits seit Ende des 19. Jahrhunderts in der medizinischen Literatur bekannt. Die damals schon als Akroparästhesien beschriebenen Symptome wurden anfangs als Ausdruck von distalen Durchblutungsstörungen oder einer Plexusirritation gedeutet, jedoch erst Mitte des 20. Jahrhunderts einer Kompression des Mittelhandnervs (Nervus medianus) zugeordnet. Bei einer Daumenballentrophie, die sich im Gefolge einer Speichenfraktur entwickelte, hatte man bereits früher autoptisch eine Verdünnung des N. medianus unter dem Retinaculum flexorum gefunden und beschrieben. Die erste Spaltung des Retinaculum flexorum (auch als Ligamentum carpi transversum bekannt) wurde 1933 von Learmonth mitgeteilt. Die erste Publikation in Deutschland über die sogenannten Schwangerschaftsparästhesien als Ursache des Karpaltunnelsyndroms aus dem Jahr 1962 stammt von dem Epileptologen D. Janz, der das Beschwerdebild bei seiner schwangeren Frau beobachtete. Der Begriff Karpaltunnelsyndrom hatte sich erst wenige Jahre zuvor etabliert, nachdem bis dahin der Begriff Medianus-Neuritis verwendet wurde. Mit den Arbeiten des amerikanischen Orthopäden Phalen in den 50er und 60er Jahren wurde das Krankheitsbild allgemein bekannt. Er gilt auch als der „Vater der Karpaltunnelsyndrom-Operation".

Während in Deutschland bis vor etwa 25 Jahren die operativen Eingriffe stationär und sehr häufig in Vollnarkose vorgenommen wurden, hat sich in den letzten Jahrzehnten die operative Behandlung des KTS weitgehend in den ambulanten Bereich verlagert. Begonnen hatten wir an der Heidelberger Klinik Ende der 70er Jahre mit der operativen Behandlung des KTS und anderer Kompressionssyndrome in Lokalanästhesie und Blutsperre und führten seitdem die Eingriffe ausschließlich ambulant durch (Assmus und Penzholz 1976). Zur Zeit liegen hierzulande die Ein-

© Springer-Verlag Berlin Heidelberg 2015
H. Assmus, *Das Karpaltunnelsyndrom,* essentials,
DOI 10.1007/978-3-662-45315-5_1

griffzahlen bei weit über 120.000 pro Jahr. Noch größere Zahlen sind aus den USA bekannt, wo jährlich mehr als 400.000 Eingriffe vorgenommen werden. In den letzten Jahren haben sich neben der offenen Operation verschiedene endoskopische Verfahren etabliert.

Im Jahr 2007 erschien die erste fachübergreifende S3-Leitlinie zur Diagnostik und Therapie des Karpaltunnelsyndroms (Assmus et al. 2007, Update 2012).

1.1 Was ist ein Karpaltunnelsyndrom?

> Definitionsgemäß geht man davon aus, dass es sich bei einem Karpaltunnelsyndrom um eine Kompression des Mittelhandnervs (N. medianus) im Karpalkanal handelt.

Da eine Messung des Drucks im Kanal für die Diagnose des Krankheitsbildes unzweckmäßig und bei Patienten kaum durchführbar ist, werden die Symptome der Nervschädigung wie Einschlafen und Taubheit der Hände mit oder ohne motorische Störungen der Diagnose KTS zugrunde gelegt und um elektrophysiologische und bildgebende Untersuchungsbefunde ergänzt. Die Diagnose ist in erster Linie klinisch und umfasst die Beschreibung bestimmter Symptome, verursacht durch die Kompression des N. medianus im Karpalkanal. Eine Definition des Krankheitsbildes aufgrund elektrophysiologischer oder bildgebender Kriterien allein ist sehr kritisch zu sehen und kann einer allzu großzügigen operativen Indikationstellung Vorschub leisten (siehe auch Indikation zur Operation).

Epidemiologie/Vorkommen

2

> Das Karpaltunnelsyndrom ist das mit Abstand häufigste Kompressions-
> syndrom eines peripheren Nervs und kann nahezu als „Volkskrankheit"
> bezeichnet werden.

Wegen Fehlens einer eindeutigen Klassifikation fallen die epidemiologischen
Daten unterschiedlich aus.

Mindestens 5 % bis über 10 % der erwachsenen Bevölkerung leiden an einem
mehr oder weniger behandlungsbedürftigen KTS. Die Inzidenzrate, d. h. die Zahl
der jährlichen Neuerkrankungen, liegt bei über drei Fällen pro tausend Einwohner
(Rosenbaum und Ochoa 2002). Das Karpaltunnelsyndrom tritt in der Regel beidseits auf mit einer Prävalenz von 80 % und bevorzugt die dominante Hand, die
meist früher und stärker betroffen ist. Bei Frauen ist das KTS drei- bis viermal
häufiger als bei Männern. In der Gravidität beträgt die Prävalenz 17–43 % (Padua
et al. 2010). Mit zunehmendem Alter sind prozentual mehr Menschen betroffen;
das Maximum liegt zwischen dem 40. und 60. Lebensjahr. Das Karpaltunnelsyndrom kann jedoch bereits bei Kindern sowie auch noch im hohen Lebensalter auftreten. Besonders häufig wird das KTS bei Patienten unter Langzeit-Hämodialyse
(siehe S. Kap. 6.14 beobachtet. Zu weiteren Risikofaktoren zählen vorausgegan-
gene Handgelenksfrakturen, rheumatische Arthritis, Diabetes mellitus, Adipositas
und exzessiver Alkoholabusus. Bei bestimmten, mit manueller Belastung einhergehenden Berufsgruppen wie z. B. weiblichen Reinigungskräften, findet sich das
KTS gehäuft. Berufsbedingte Risikofaktoren werden beschrieben. Ein typisches
Beispiel ist der Gebrauch der Computer-Tastatur („Computerkrankheit"). Lange
vermutete man in der unphysiologischen Handhaltung einen prädisponierenden

© Springer-Verlag Berlin Heidelberg 2015
H. Assmus, *Das Karpaltunnelsyndrom,* essentials,
DOI 10.1007/978-3-662-45315-5_2

Faktor für die Entstehung eines KTS. Für diese Annahme ergab ein systematisches Review allenfalls eine schwache Evidenz (Dick et al. 2011). Ein speziell entwickeltes ergonomisches Key-Board scheint jedoch keinen protektiven Einfluss auf die Manifestation eines KTS zu haben (O'Connor et al. 2012).

Das Expertengremium des Arbeits- und Sozialminsteriums hat eine Anerkennung als Berufskrankheit bei bestimmten Erkrankungen empfohlen. Exakte Prävalenz- und Inzidenzraten konnten jedoch noch nicht identifiziert werden (Spahn et al. 2012a, b).

Ursachen 3

Zahlreiche entzündliche, degenerative und endokrine Erkrankungen und Störungen wurden für die Entstehung eines KTS verantwortlich gemacht. Die wichtigsten pathogenetischen Faktoren sind ein (angeborener?) enger Karpalkanal und eine Synovitis der Beugesehnen (Assmus et al. 2012).

Es besteht allgemeiner Konsens darüber, dass bei dem Karpaltunnelsyndrom ein Missverhältnis zwischen dem Karpalkanal (Handgelenkstunnel) und seinem Inhalt, den Beugesehnen und dem N. medianus, vorliegt. Zahlreiche Ursachen wurden hierfür angeschuldigt und durch Publikationen belegt. Folgende prädisponierende Faktoren und Begleiterkrankungen wurden genannt: Karpalkanalstenose bzw. Deformitäten des Karpalkanals, Schwellungen der Sehnenscheiden im Rahmen einer Tenosynovitis, Osteoarthritis, rheumatoide Arthritis, Sklerodermie, Polymyalgia rheumatica, Lupus erythematodes, Fibromyalgie, Gicht, Chondrokalzinose und weitere seltene Bindegewebs- oder dermatologische Erkrankungen, weiterhin Endokrinopathien (Diabetes mellitus, Hypo- und Hyperthyreoidismus, Östrogen-, Progresteron- und Gonadotropin-Störungen, Akromegalie, Störungen des Kalziumhaushalts), Amyloidose, generalisierte periphere Neuropathie, Double-crush-Syndrom, Infektionskrankheiten (u. a. Borreliose, Lepra), Raumforderungen im Karpalkanal (kongenitale Muskelanomalität, Gefäßmissbildungen, Anomalien des N. medianus), Fettsucht, Handödeme sowie akute posttraumatische Zustände, genetische Dispositionen, hereditäre Neuropathie, Mukopolysaccharidose und zahlreiche weitere (Rosenbaum und Ochoa 2002).

© Springer-Verlag Berlin Heidelberg 2015
H. Assmus, *Das Karpaltunnelsyndrom, essentials,*
DOI 10.1007/978-3-662-45315-5_3

▶   Bezüglich der Pathogenese besteht heute weitgehend Übereinstim
     mung darin, dass die wichtigsten prädisponierenden Faktoren ein zu
     enger Karpalkanal und eine Synovialitis sind, wobei letztere als auslö
     sender Faktor für die klinische Symptomatik zu werten ist.

Bereits von Tanzer (1951) wurde darauf hingewiesen, dass der knöchernen Stenose des Karpalkanals eine wichtige pathogenetische Bedeutung zukommt. Spätere
computertomographische und sonographische Untersuchungen hatten dies bestätigt. Es fand sich eine Verengung des Querschnitts insbesondere des proximalen
Endes des Karpalkanals. Für eine hereditäre bzw. genetisch bedingte Karpaltunnelstenose sprechen u. E. mehrere Beobachtungen. So lassen sich in 30–40 % aller Fälle von Karpaltunnelsyndrom durch Befragung oder Untersuchung von Familienmitgliedern weitere familiäre Fälle aufdecken oder zumindest eine (noch)
asymptomatische Leitungsverzögerung des N. medianus nachweisen. Dies gilt für
das KTS in der Schwangerschaft, bei dem die familiäre Prävalenz höher als 40 %
liegt. Auch bei dem nach einer Radiusfraktur bzw. anderen Traumen entstanden
KTS fanden wir auf der asymptomatischen Gegenseite regelmäßig elektroneurographische Veränderungen, die auf einen prädisponierenden Faktor bzw. eine noch
asymptomatische Kompression hinweisen (Assmus und Frobenius 1987). Außerdem sind bestimmte Volksgruppen wie Rußlanddeutsche, Oberschlesier und Siebenbürger besonders häufig von dem Krankheitsbild betroffen. Wir beobachteten
ein familiäres Auftreten über drei, gelegentlich sogar über vier Generationen. Der
Erbgang des „engen Karpalkanals" scheint autosomal-dominant zu sein (Assmus
1993).

Die entzündlichen Veränderungen des Sehnenscheidengleitgewebes (Synovia)
gehen meist auf degenerative, rheumatische und hormonelle bzw. stoffwechselbedingte Erkrankungen zurück oder sind überlastungsbedingt. Vergleichsweise selten sind andere raumfordernde Prozesse wie z.B. Lipome, Ganglien, Osteophyten
für die Manifestation eines KTS verantwortlich.

Jede Volumenvermehrung des Karpalkanalinhalts geht mit einer Druckerhöhung innerhalb des Kanals einher. Druckmessungen im Karpalkanal zeigten die
höchsten Werte etwa 1 cm distal der Handgelenksbeugefalte. Die Drücke lagen bei
Gesunden bei 2,5–15 mmHg, bei Patienten mit KTS durchschnittlich bei 50 mm/
Hg und konnten in schweren Fällen auf bis zu 200 mg/Hg ansteigen. Dieser Anstieg war besonders bei endgradiger Beugung und Streckung des Handgelenks zu
beobachten.

Durch die erhöhten Drücke kommt es zu einer Störung des Axoplasmaflusses
im Nerv und sukzessiven morphologischen Veränderungen mit Kompression der
Venolen, später auch der Arteriolen und Kapillaren des Epi- und Perineuriums. Die
resultierende Ischämie des Nervs führt zu einem intraneuralen Ödem mit foka-

ler Demyelinisierung. Während die Veränderungen zunächst noch reversibel sind, kommt es durch die chronisch rezidivierende Druckerhöhung zu einem Einsprossen von Fibroblasten in den ödematös geschwollenen Nerv, was zu einer weiteren Schädigung der Nervenfasern und schließlich zu einer Axondegeneration führt. Hiervon sind vorwiegend die dicken myelinierten Fasern betroffen (Lundborg 2000). Das Ausmaß der Nervenschädigung ist abhängig von der Stärke und vor allem von der Dauer der Kompression. Durch die strukturellen Veränderungen wird auch das normale Gleitvermögen des Nervs im Kanal negativ beeinflusst. Das neurophysiologische Korrelat der anatomischen Veränderungen ist die Verminderung der Geschwindigkeit der Nervenleitung der sensiblen und motorischen Fasern.

Während im Frühstadium, das durch sensible Reizerscheinungen (Parästhesien) gekennzeichnet ist, die Neurapraxie des Nervs im Vordergrund steht, kommt es in den späteren Stadien zu einer fortschreitenden Axonotmesis mit Axonverlust und persistierenden sensiblen und motorischen Ausfällen. Im Stadium der Waller'schen Degeneration erlischt schließlich die Funktion einzelner Nervenfasern oder des gesamten Nervs.

Anatomie des Nervus medianus und Karpaltunnels

Der Mittelhandnerv (N. medianus) verläuft proximal des Handgelenks in Begleitung der Sehnen der Mm. flexor carpi radialis und palmaris longus relativ oberflächlich. In diesem Bereich gibt er einen variablen Hautnerven ab (Ramus palmaris), der zunächst an der Unterseite der Fascia antebrachii, dann auf dem Ligamentum carpi transversum bzw. Retinaculum flexorum in Richtung Daumenballen zieht und hier die Haut innerviert. Seitenäste des Nervs verlaufen in die Hohlhand Kleinfingerballen und haben inkonstante Verbindungen zu sensiblen Ästen des N. ulnaris. Dies ist insofern für die Operation des Karpaltunnelsyndroms bedeutsam, als die sensiblen Äste durch die Schnittführung verletzt werden können und zu schmerzhaften Nervenknoten, (Neuromen) führen. Der eigentliche Karpalkanal enthält neben dem N. medianus die Sehnen der langen oberflächlichen und tiefen Fingerbeuger. Der Boden des Kanals wird von den Handwurzelknochen gebildet, das Dach vom Retinaculum flexorum (auch als Ligamentum carpi transversum bezeichnet) (Abb. 4.1). Dieses ist in Höhe des Os capitatum etwa 2 mm dick und zeigt hier seinen stärksten Durchmesser. Nach Verlassen des Karpalkanals etwa 4 cm distal des Processus styloideus radii teilt sich der N. medianus in den Muskelast zum Daumenballen (Ramus thenaris) und in die Fingernerven (Nn. digitales communes). Die sensiblen Endäste versorgen die Finger I–III beugeseitig sowie den halben vierten Finger und die Rückseite der Finger II und III. In etwa 5,2 % wurden Abweichungen von der normalen Innervation beobachtet. Es sind dies Anomalien des N. medianus selbst (eine hohe Teilung) und Verlaufsanomalien seiner sensiblen und motorischen Äste, die eingehend von Lanz (1977) beschrieben wurden.

© Springer-Verlag Berlin Heidelberg 2015
H. Assmus, *Das Karpaltunnelsyndrom*, essentials,
DOI 10.1007/978-3-662-45315-5_4

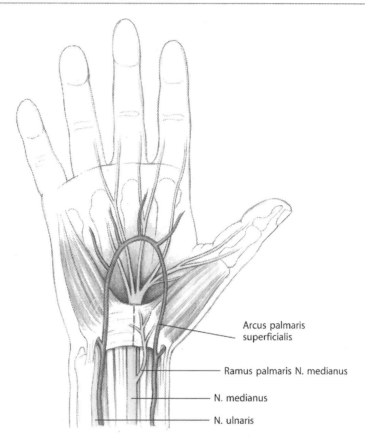

Arcus palmaris
superficialis

Ramus palmaris N. medianus

N. medianus

N. ulnaris

Abb. 4.1 schematische Darstellung der Anatomie der Handgelenksregion und des Verlaufs des N. medianus durch den Karpalkanal; (Quelle: Assmus und Antoniadis 2015)

Diagnostik

5

Die Diagnose des KTS stützt sich auf die Erhebung der Vorgeschichte, zu der vor allem die genaue Symptomschilderung gehört, den klinischen Befund und technische Zusatzuntersuchungen wie die Elektroneurografie, die Neurosonografie und die Neuro-MRT.

Eine Übersicht über die wichtigsten Fakten gibt Tab. 5.1.

5.1 Anamnese und Symptome

> Die nächtlichen, meist schmerzhaften Missempfindungen der Hände sind das führende und wegweisende Symptom eines KTS.

Die Angaben des Patienten „mir schlafen nachts die Hände ein" erlauben häufig eine „Anhiebsdiagnose". Typisch ist, dass sich diese Einschlafmissempfindungen durch „Heraushängen des Arms aus dem Bett", durch Reiben und „Ausschütteln" bessern lassen bzw. verschwinden. Die Patienten geben häufig an, die Hände unter kaltes Wasser halten zu müssen, um Erleichterung zu bekommen.

Auch bestimmte Handhaltungen, die mit verstärkter oder anhaltender Beugung im Handgelenk einhergehen, lösen die Parästhesien aus. Dies ist beim Zeitungslesen, Telefonieren, Autofahren, Fahrrad- und Motorradfahren sowie Handarbeiten (Stricken, Häkeln usw.) der Fall. Der Nachtschlaf kann durch die schmerzhaften Missempfindungen so erheblich beeinträchtigt sein, dass Patienten das Bett verlassen und die Nacht sitzend im Lehnstuhl verbringen.

© Springer-Verlag Berlin Heidelberg 2015
H. Assmus, *Das Karpaltunnelsyndrom,* essentials,
DOI 10.1007/978-3-662-45315-5_5

Tab. 5.1 Diagnostik des Karpaltunnelsyndroms. (aus: Assmus und Antoniadis (Hrsg.) 2015)

Anamnese
- „Einschlafen" der Hände typisches Frühsymptom und fast beweisend für das KTS
- Parästhesien bessern sich oder verschwinden durch Ausschütteln der Hände
- Häufig beide Hände betroffen, daher nicht selten Verwechslung mit HWS-Syndrom
- Persistierende „Taubheit" und Klagen über einen Verlust der Feingeschicklichkeit sind Spätsymptome

Klinischer Befund
- Im Frühstadium ist der neurologische Befund unauffällig
- Klinische Tests (z. B. Phalen-Test und Hoffmann-Tinel-Zeichen und andere Druck-Tests) sind geläufige Screening-Methoden für eine beginnende Kompression des N. medianus

Neurografischer Befund
- Distale motorische Medianus-Latenz mehr als 4,2 msec
- Differenz der sensiblen Nervenleitgeschwindigkeit (NLG) von 8 m/sec im Vergleich zum N. ulnaris
- Antidromes sensibles NAP gegenüber dem N. ulnaris amplitudenreduziert und verzögert

Bildgebung
- Nachweis des Pseudoneuroms (im hochauflösenden Sonogramm Vergrößerung des Nervenquerschnitts)
- MRT vorwiegend bei Tumorverdacht indiziert, jedoch keine Routine-Methode zur KTS-Diagnostik

Durch nächtliche Ruhigstellung des Handgelenks mittels einer Schiene können die schmerzhaften Parästhesien abgemildert oder gänzlich vermieden werden.

Während die Einschlafmissempfindungen im Frühstadium der Erkrankung, das sich über viele Jahre erstrecken kann, nur zeitweilig auftreten und auch längere beschwerdefreie Intervalle nicht ungewöhnlich sind, kommt es bei zunehmender Kompression des Nervs zu anhaltenden Kribbelmissempfindungen und schließlich zu einem permanenten Taubheitsgefühl der Finger I – IV. In diesem Stadium klagen die Patienten auch vermehrt über „elektrische Schläge", die durch festes Zupacken ausgelöst werden. Die anhaltende Gefühlsminderung beeinträchtigt die Feingeschicklichkeit der Hand erheblich. In dem Stadium der permanenten Taubheit ist die Funktionsfähigkeit der Hand für feine Handarbeiten stark eingeschränkt ist. Das Einfädeln eines Faden in die Nadel ist zunehmend erschwert oder unmöglich, ebenso wie das Schließen kleiner Knöpfe, eine typische Klage im Spätstadium eines KTS. Schließlich entwickelt sich, meist vom Patienten selbst unbemerkt, eine Atrophie des seitlichen Daumenballens. Nur selten werden vegetative Ausfallserscheinungen in Form von trophischen Haut- und Nagelveränderungen beobachtet. Wegen der Sensibilitätsstörung kann es zu unbeabsichtigten Verbrennungen der Finger z. B. durch die Herdplatte oder Zigarette kommen. Schlecht heilenden Ulzerationen sind die Folge. Typisch sind auch Klagen über eine Morgensteifigkeit der Finger. Diese ist Ausdruck einer Synovialitis und geht oft mit rheumatischen Gelenkveränderungen (Polyarthrose) einher. In etwa 15 % der Fälle von KTS kommt es im Rahmen dieser Synovialitis zu einem Schnapp-Phänomen der Finger, als Tendovaginosis stenosans bezeichnet (siehe auch Kap. 6.16). Besonders betroffen sind Daumen und Mittelfinger. Da das Schnappen in der Regel schmerzhaft ist, vermeiden die Patienten möglichst den Händedruck, nach unserer Erfahrung ein zuverlässiger Hinweis auf eine Tandovaginosis stenosans.

Der Verlauf kann sehr wechselhaft sein. Während über Jahre hinweg relativ geringfügige Beschwerden mit längeren beschwerdefreien Intervallen vorliegen, geben viele Patienten an, dass die Beschwerden unter vermehrter manueller Belastung wie Gartenarbeit, Hausbau oder auch in der Gravidität und nach Handgelenksverletzungen massiv zugenommen hätten und seitdem anhielten.

Bei der Erhebung der Vorgeschichte sollte nach Symptomen einer rheumatoiden Arthritis, einer Vergrößerung von Händen und Füßen (typisch für die Akromegalie bei eosinophilem Hypophysenadenom) und einer diabetische Polyneuropathie gesucht werden. Auf Befragen der Patienten nach weiteren Mitgliedern der Familie, die unter „eingeschlafenen" Händen leiden, erfährt man häufig, dass die Mutter oder andere nahe Verwandte ebenfalls ein KTS hatten oder haben.

5.2 Klinische Untersuchungsbefunde

Bei der klinisch-neurologischen Untersuchung gilt das Augenmerk einer Muskelatrophie des seitlichen Daumenballens (Abb. 5.1) und der Feststellung einer Sensibilitätsstörung im Bereich des Versorgungsgebiets des N. medianus. Da eine leichte Atrophie des Daumenballens durch vermehrtes Unterhautfettgewebe verdeckt sein kann, lässt sich diese oft besser durch Betasten und Vergleich mit der gesunden Seite feststellen. Das Gleiche gilt für eine verminderte Schweißsekretion der Hand, die allerdings nur bei sehr hochgradiger Nervenschädigung zu beobachten ist. Zu beachten ist, dass eine Muskelatrophie im Sinne einer Inaktivitätsatrophie bei der nicht selten Daumensattelgelenksarthrose vorkommen kann und nicht mit einer neurogen bedingten Atrophie verwechselt werden darf.

Die Prüfung der Oberflächensensibilität erfolgt durch Berührung mit einem Wattebausch und die der räumlichen Wahrnehmung durch Betasten und Erkennen von Gegenständen wie z. B. Büroklammern, Münzen usw. bei geschlossenen Augen. Zur Erkennung einer Muskelschwäche ist das sogenannte „Flaschenzeichen" hilfreich (Abb. 5.2). Beim Umfassen eines Glases verbleibt eine Lücke zwischen

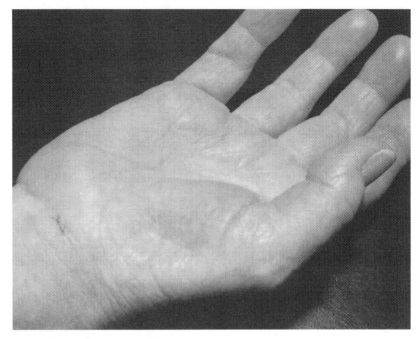

Abb. 5.1 Atrophie des seitlichen Daumenballens bei hochgradigem KTS (Quelle: Assmus und Antoniadis 2015)

Daumen-Zeigefinger-Falte und dem Glasrand infolge einer Abspreizschwäche des Daumens durch Lähmung des M. abductor pollicis.

▶ Im Frühstadium des Karpaltunnelsyndroms, in dem noch keine manifesten Ausfälle vorliegen, ist der neurologische Untersuchungsbefund unauffällig. In diesem Stadium können klinische Tests Hinweise auf ein KTS geben.

Am geläufigsten sind das Hoffmann-Tinel-Zeichen und der Phalen-Test. Bei Ersterem treten durch Beklopfen des Mittelhandnervs in Höhe des Karpaltunnels Missempfindungen auf, die in Daumen, Zeige- und Mittelfinger ausstrahlen. Beim Phalen-Test wird das Handgelenk für drei bis vier Minuten gebeugt gehalten (Abb. 5.3), wobei es auch hier zu Missempfindungen in den Fingern 1–3 kommt. Außerdem gibt es noch einige weniger gebräuchliche Druck-Provokationstests wie

Abb. 5.2 positives Flaschenzeichen (re.) durch ungenügendes Abspreizen des Daumens (Quelle: Assmus und Antoniadis 2015)

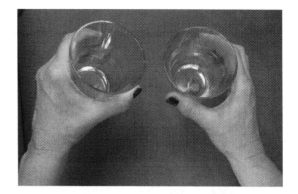

Abb. 5.3 Bei gebeugt gehaltenem Handgelenk treten nach etwa 1–2 Min Parästhesien in den Fingern auf (positiver Phalen-Test) (Quelle: Assmus und Antoniadis 2015)

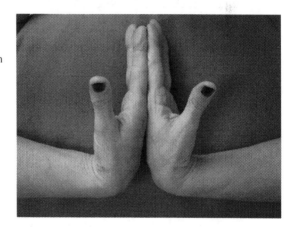

den Tourniquet-Test und den Durkan-Test. Druck-Provokationstests und Phalen-Test sind im Frühstadium eher positiv, während das Hoffmann-Tinel-Zeichen erst bei fortgeschrittener Nervenläsion diagnostisch aussagekräftig ist. Alle klinischen Tests sind unspezifisch und abhängig von einer guten Zusammenarbeit des Patienten. Es ist außerdem zu berücksichtigen, dass mehr als 20 % der Normalbevölkerung ein positives Tinel- und Phalen-Zeichen hat. Wegen der relativ geringen Validität dieser Tests werden sie von vielen Untersuchern für überflüssig gehalten und primär durch eine elektrophysiologische oder sonographische Untersuchung ersetzt. Wenn auch die diagnostische Wertigkeit der Tests unterschiedlich beurteilt wird, liefern sie im Frühstadium der Erkrankung, in dem andere diagnostische Untersuchungen negativ ausfallen, Hinweise auf einen Reizzustand des Nervs. Die

Provokationstests sind somit wegen ihrer einfachen Durchführbarkeit als Screening-Methode im Frühstadium brauchbar. Insgesamt sind sie jedoch elektrophysiologischen und bildgebenden Methoden unterlegen.

5.3 Elektrophysiologische Untersuchungen

» Wenn auch die typische Anamnese häufig schon eine „Anhiebsdiagnose" Karpaltunnelsyndrom ermöglicht, ist eine elektroneurographische Untersuchung zur endgültigen Sicherung der Diagnose – zumal in differenzialdiagnostisch unklaren Fällen – und als Basis für Verlaufskontrollen zwingend erforderlich. Die Untersuchung besteht in einer Bestimmung der sensiblen und motorischen Nervenleitgeschwindigkeit (NLG), während Elektromyografie und das sensibel evozierte Potential (SEP) Sonderfällen vorbehalten bleibt.

Die sensible und motorische Neurographie sind empfindliche und zuverlässige Methoden zum Nachweis eines manifesten Karpaltunnelsyndroms. In Folge der Schädigung der Myelinscheide des Nervs kommt es zu einer Verminderung der Nervenleitgeschwindigkeit im Bereich des Karpaltunnels. Gleichzeitig geht diese mit einer verminderten Amplitude des Reizantwortpotentials einher. Hilfreich ist immer eine Vergleichsmessung mit einem nicht betroffen Nerv (hier des N. ulnaris) oder einem noch intakten Nervensegment. Voraussetzung für reproduzierbare und valide Messungen sind einheitliche Untersuchungsbedingungen und eine entsprechende Eichung der Messgeräte. Auch sollte der Untersucher eine hinreichende Expertise mit den Methoden haben, um falsch positive oder falsch negative Ergebnisse zu vermeiden. Wegen der Abhängigkeit der Nervenleitung von der Temperatur ist eine Messung und ggf. Korrektur der Hauttemperatur erforderlich. Weiterhin sind die Distanzen zwischen den verschiedenen Stimulationspunkten und auch zwischen Stimulations- und Ableitelektrode genau auszumessen.

» Die Untersuchung der motorischen Nervenleitgeschwindigkeit beschränkt sich im Regelfall auf die Bestimmung der distalen motorischen Latenz des N. medianus, d. h. der Überleitungszeit des Nervimpulses zwischen Stimulationspunkt proximal der Handgelenksbeugefurche und dem Beginn des motorischen Antwortpotenzials, das vom Daumenballen abgeleitet wird.

Diese Untersuchung kann leicht durchgeführt werden und ist relativ zuverlässig. Bei einer Distanz von 6,5 cm ist ein Wert von 4,2 msec als pathologisch anzusehen. Die Spezifität dieser Messung ist relativ hoch, die Sensitivität jedoch nur gering.

Bei der Untersuchung ist zu beachten, dass immer eine supramaximale Stimulation des Nervs durchgeführt wird, andernfalls erhält man zu langsame Werte. Bei zu geringer Reizstärke werden nämlich nur die langsamer leitenden Nervenfasern erregt. In sehr fortgeschrittenen Fällen einer Muskelatrophie kann eine Nervenantwort völlig ausbleiben, d. h. der Muskel ist in diesen Fällen nicht mehr stimulierbar. Hierbei handelte es sich um einen Spätbefund in einem Stadium, bei dem man früher von einem „ausgebrannten" Karpaltunnelsyndrom sprach. Die Bestimmung der distalen motorischen Latenz des N. medianus ist die einfachste elektroneurografische Technik beim KTS und wird deswegen regelmäßig, oft auch von ärztlichem Hilfspersonal durchgeführt

Bei grenzwertigem oder nicht eindeutigem Befund ist zusätzlich eine sensible Neurographie erforderlich. Hierbei stehen zwei Methoden zur Auswahl: Die sensible NLG des N. medianus kann zwischen Handgelenk und III. bzw. IV. Finger antidrom oder orthodrom gemessen werden. Die orthodrome Messung erfolgt entsprechend der physiologischen Impulsleitung durch Stimulation des Fingers über Ringelektroden und Ableitung des Nervenpotentials mit Oberflächenelektroden über dem Medianusnerv am Handgelenk. Bei der antidromen Untersuchung erfolgt die Ableitung des Aktionspotenzials mit Ringelektroden vom Finger und die Stimulation des Nervenstamms am Handgelenk proximal der Handgelenksbeugefurche. Man kann auf diese Weise die Messwerte des Medianusnervs mit denen des Ulnarisnervs vergleichen (Abb. 5.4) und erhält mit dieser Methode eine hohe Spezifität von 97 % und eine Sensitivität von 85 %. Während die Messungen für die Routinediagnostik des Karpaltunnelsyndroms gebräuchlich sind, bleiben weitere Sonderuntersuchungen wie die Elektromyografie und die Bestimmung des somato-sensorischen evozierten Potenzials (SEP) besonderen Fragestellungen vorbehalten (Assmus 1978).

Wegen der Möglichkeit eines beidseitigen KTS oder einer systemischen Affektion des peripheren Nervensystems (wie z. B. Polyneuropathie) sollte stets die motorische und sensible Neurographie des gleichseitigen N. ulnaris und des gegenseitigen N. medianus durchgeführt werden.

Vor einer Überbewertung und Überinterpretation der elektrophysiologischen Befunde ist zu warnen, wenn diese nicht zum klinischen Bild passen. Es kommt immer wieder vor, dass elektroneurographische Veränderungen nachgewiesen werden, ohne dass klinisch ein KTS vorliegt, weil die entsprechenden Symptome fehlen. Dies kann auch der Fall sein, wenn eine Nervenwurzelreizung der 6., 7. oder 8. Halsnervenwurzel im Rahmen eines Halswirbelsäulenleidens bestehen.

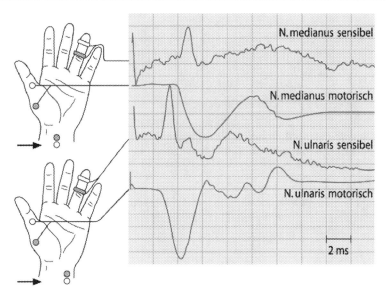

Abb. 5.4 Elektroneurografische Untersuchung bei Verdacht auf KTS. Die distal motorische Latenz des N. medianus und das antidrome sensible Nervenaktionspotenzial des N. medianus sind im Vergleich zum gesunden N. ulnaris verzögert und in der Amplitude gemindert (Quelle: Assmus und Antoniadis 2015)

Die Beschwerden können ähnlich denen eines Karpaltunnelsyndroms sein und zur Fehldiagnose „KTS" führen, wenn gleichzeitig ein pathologischer Messwert der NLG vorliegt. Wenn jedoch Symptomatologie und Befund zusammen mit der Bildgebung auf eine radikuläre Ursache hindeuten, wird der pathologische neurographische Befund dem klinischen Befund untergeordnet und vernachlässigt. Auch bei postoperativen Kontrollen ist zu berücksichtigen, dass die neurographischen Parameter in fortgeschrittenen Fällen trotz erfolgreicher Operation nicht mehr normal werden. Hieraus kann man nicht auf eine weiterbestehende oder neuerliche Kompression des N. medianus schließen, was leider nicht immer von den behandelnden Ärzten bedacht wird. Erfahrungsgemäß wird die Diagnose eines KTS-Rezidivs wegen Fehlinterpretation des ENG-Befundes zu häufig gestellt (Assmus und Antoniadis 2015).

Durch weniger erfahrene Untersucher kann es bei der elektrophysiologischen Untersuchung auch zu fehlerhaften Messungen kommen. In sehr fortgeschrittenen Fällen, wenn der N. medianus nur noch gering oder nicht mehr stimulierbar ist, wird durch die verwendete hohe Reizstärke der intakte, in der Nachbarschaft verlaufende N. ulnaris stimuliert, was fälschlicherweise zu einer „normalen" Überleitungszeit führt. Geläufig sind auch falsch pathologische Werte, wenn bei ängstlichen Patienten eine zu geringe Reizstärke verlängerte Latenzwerte zur Folge hat.

▶ Zusammenfassend sind die wichtigsten Untersuchungsfehler beim KTS sind die versehentliche Mitstimulation des N. ulnaris, die zu einem „normalen" Latenzwert führt (falsch negatives Ergebnis), und die submaximale Stimulation (falsch positives Ergebnis durch zu lange Latenzwerte). Es entspricht außerdem der Erfahrung des Autors, dass die Diagnose „KTS-Rezidiv" aufgrund nicht normalisierter postoperativer neurographischer Werte zu häufig gestellt wird.

5.4 Bildgebende Diagnostik (Neurosonographie und Neuro-MRT)

▶ Die bildgebenden Verfahren – hochauflösende Neurosonografie, Computer-Tomographie und Kernspintomographie (Neuro-MRT) – gewinnen zunehmende Bedeutung bei der Diagnostik des KTS. Sie sind allerdings noch nicht erste Wahl. Allenfalls ist die Sonographie ein Konkurrenzverfahren zur Elektrophysiologie und könnte dieser den ersten Platz streitig machen.

Mit der hochauflösenden Sonographie werden die Weite des knöchernen Karpalkanals und der Nervendurchmesser an definierten Stellen zuverlässig bestimmt. Insbesondere lassen sich morphologische Veränderungen wie Tumoren und andere Raumforderungen mit dieser Methode erkennen. Die Untersuchung erfolgt mit hochfrequenten Breitbandlinearschallköpfen und einem hochauflösenden Ultraschallgerät. Wichtige Voraussetzungen für zuverlässige und brauchbare Ergebnisse sind gute Kenntnisse des Untersuchers in der topographischen Anatomie. Begonnen wird die Untersuchung mit Transversalschnitten, um die Beziehung des Nervs zu bestimmten anatomischen Landmarken festzulegen. Von diesen aus kann der Nerv durch Hoch- und Herunterfahren der Schallsonde im Verlauf der Extremität verfolgt und sicher beurteilt werden (Kele et al. 2004). Dies gilt auch für Beziehungen des Nervs zu benachbarten Strukturen, insbesondere Raumforderungen. Auf Transversalschnitten sieht der normale Nerv wabenförmig aus, wobei die echoarmen runden Areale die Nervenfaszikel und die echoreichen Septen das interfaszikuläre Epineurium kennzeichnen. Die sonographischen Kriterien für eine Kompression des Nervs im Karpaltunnel sind die Auftreibung des N. medianus in Höhe

Abb. 5.5 Sonografischer Befund bei KTS. Im Longitudinalschnitt zeigt sich die Abflachung des N. medianus unter dem Retinakulum (gekennzeichnet durch Punkte), proximal (zwischen den Pfeilen) findet sich eine Auftreibung des Nervs (Pseudoneurom mit freundlicher Genehmigung von Dr. H. Kele, Neurologie Neuer Wall, Hamburg)

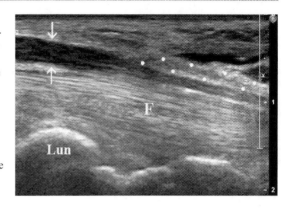

des Os pisiforme (Pseudoneurom) und die Veränderung der Echotextur sowie eine Abflachung des Nervs unter dem Retinaculum flexorum, wie auf Abb. 5.5 dargestellt. Die Nervenquerschnittsfläche kann quantitativ ausgemessen werden, wobei sich als empfindlichster Parameter für die Diagnostik des KTS die Zunahme der Fläche im proximalen Karpaltunnel gezeigt hat. Die Sensitivität der Methode variiert zwischen 77 und 89 %, die Spezität von 86 % bis 98 % je nach Untersucher. Die Ultraschalluntersuchung kann bei anhaltenden postoperativen Beschwerden Aussagen über die gelungene oder fehlgeschlagene Dekompression des N. medianus machen. Die diagnostische Aussagekraft der Elektrophysiologie erscheint jedoch nach wie vor der Sonographie überlegen zu sein.

Die technisch aufwendigere und teurere MRT-Untersuchung (Neuro-MRT) erlaubt im Prinzip ähnliche Aussagen wie die Sonographie. Auch hier lassen sich morphologische Veränderungen des Nervs und seiner Umgebung diagnostizieren (Pham 2014). Die Methode hat ihre Berechtigung vor allem zum Nachweis oder Ausschluss eines intra- oder extraneuralen Tumors. Die Sensitivität liegt bei 96 %, die Spezität beträgt jedoch lediglich 33–38 % für die Diagnose des KTS. Für die Routine-Diagnostik ist sie vor allem aus Kostengründen weniger geeignet.

5.5   Differenzialdiagnosen

Wenn die Symptomatologie nicht typisch für ein KTS ist, d. h. wenn das Einschlafen der Hände nicht im Vordergrund steht, sondern eine eher diffuse Schmerzsymptomatik des gesamten Arms, müssen differenzialdiagnostische Erwägungen angestellt werden. Dies gilt auch für die Fälle mit Schmerzen im Hals- und Nackenbereich oder wenn gleichzeitig Parästhesien der unteren Extremitäten vorliegen.

Die wichtigsten Differenzialdiagnosen sind das C4-/C7-Syndrom und die Polyneuropathie. Auf die häufige Kombination beider Erkrankungen im Sinne eines Double-crush-Syndroms ist zu achten.

> Im Vordergrund der differenzialdiagnostischen Erwägungen steht die radikuläre Symptomatik infolge degenerativer HWS-Veränderungen mit und ohne Bandscheibenvorfälle. Es sind vor allem die Wurzeln C6 und C7 betroffen.

Für eine radikuläre Ursache der Beschwerden sprechen folgende Kriterien:

- Wenn das Ausschütteln der Hände die Missempfindungen nicht zum Verschwinden bringt.
- Wenn Taubheitsgefühl und Parästhesien über das Innervationsgebiet des N. medianus hinausgehen und auch den Unterarm betreffen.
- Wenn Taubheitsgefühl und Parästhesien permanent vorhanden sind.
- Wenn die Beschwerden durch Kopfbewegungen, insbesondere Überkopfarbeiten, Husten und Pressen verstärkt werden.

Das klassische Bild einer C6-Läsion mit Sensibilitätsstörungen an Daumen, Zeigefinger und radialen Unterarm begleitet von einer Parese der Beugung des Unterarms im Ellenbogengelenk sowie der Streckung des Handgelenks findet sich nur selten. Häufiger bestehen nur diskrete sensible Ausfälle, die die Diagnosestellung erschweren. Bei einem C7-Syndrom umfasst die Hypästhesie Handrücken und III. Finger. Motorische Symptome sind eine Schwäche der Fingerbeuger und -strecker sowie des M. triceps brachii.

> Wenn die Situation klinisch nicht eindeutig ist, lässt sich durch eine elektroneurographische und -myographische Untersuchung eine Klärung herbeiführen (Assmus 1978; Assmus und Antoniadis 2015).

Bei permanenter Sensibilitätsstörung der Finger kann durch ein erhaltenes antidromes sensibles Nervaktionspotential und durch Nachweis von Denervierungspotentialen in den Kennmuskeln eine radikuläre Läsion bestätigt werden. Vorsicht ist jedoch dann geboten, wenn sowohl eine radikuläre als auch eine gleichzeitige Kompression im Karpaltunnel im Sinne eines bereits erwähnten Doppelkompressionssyndroms („Double crush") vorliegen. In diesen Fällen ist die Entscheidung schwierig, welchem Faktor die größere Bedeutung zukommt. Hier kann eine probatorische Kortikoid-Infiltration in den Karpalkanal zur diagnostischen Klärung beitragen. Stark verzögerte distale Latenzwerte des N. medianus sowie ein gutes Ansprechen auf die Kortikoid-Infiltration geben zuverlässige Hinweise auf eine im Vordergrund stehende Kompression im Karpaltunnel und erleichtern die Indikationsstellung zur Operation (siehe auch „probatorische" Injektion, Kap. 6.1). Differenzialdiagnostische Probleme kann das gleichzeitige Vorliegen einer Polyneuropathie mit sich bringen. Die Kombination einer diabetischen Polyneuropathie mit einem KTS ist überdurchschnittlich häufig. Die elektrophysiologische Abgrenzung ist aufwendiger als bei radikulären Läsionen und auch nicht immer zweifelsfrei möglich. Nur selten sind Thoracic-outlet-Syndrom (TOS) und eine weiter proximal gelegene Störung des N. medianus (Pronatorsyndrom) in die differenzialdiagnostischen Erwägungen mit einzubeziehen. Von Patienten und ihren behandelnden Ärzten werden mit Parästhesien häufig Durchblutungsstörungen assoziiert. Hier ist in erster Linie das Raynaud-Syndrom zu nennen, das jedoch durch das typische Weißwerden der Finger in Kälte leicht zu erkennen ist.

Seltene Differenzialdiagnosen umfassen spinale Erkrankungen wie die zervikale Myelopathie, die Syringomyelie oder spinale Muskelatrophie, und nicht neurogene bzw. anderweitige Erkrankungen wie Kompartmentsyndrom, Polymyalgie, Borreliose.

Therapie

6

Eine Behandlungsbedürftigkeit des KTS besteht dann, wenn typische Beschwerden gehäuft auftreten oder anhalten und insbesondere nächtliche Schmerzen den Schlaf beeinträchtigen. Keine Indikation besteht bei einem pathologischen elektrophysiologischen Befund mit verlängerten distalen Latenzwerten ohne entsprechende klinische Symptomatik.

6.1 Konservative Behandlung

> Im Frühstadium mit ausschließlichen, wenig beeinträchtigenden nächtlichen Parästhesien ist ein konservativer Behandlungsversuch gerechtfertigt (Assmus et al. 2012).

Hierzu stehen folgende Verfahren zur Verfügung:

a. Eine nachts anzulegende palmare Handgelenksschiene.
b. Die orale Verabreichung eines Corticoid-Präparats, dessen Anwendung jedoch auf zwei Wochen begrenzt werden sollte. Diese Behandlung ist in Deutschland wenig verbreitet und stößt meist auch nicht auf Zustimmung der Patienten.
c. Die lokale Infiltration einer Corticoid-Kristallsuspension in den Karpalkanal, die gegenüber der oralen Verabreichung einen besseren Effekt aufweist, bringt zumindest eine temporäre Erleichterung der Beschwerden. Sie kann auch dann verwendet werden, wenn Symptome des KTS von denen durch eine radiku-

© Springer-Verlag Berlin Heidelberg 2015
H. Assmus, *Das Karpaltunnelsyndrom*, essentials,
DOI 10.1007/978-3-662-45315-5_6

läre Ursache abgegrenzt werden müssen oder um die Zeit zur Operation zu überbrücken.

Die Wirkung der Infiltrationsbehandlung ist für einen Zeitraum von acht Wochen vergleichbar mit derjenigen einer Kombination aus entzündungshemmender Medikation und Schiene. Da die postoperative Heilungsphase wegfällt, führt die Injektion kurzfristig zu einer rascheren Besserung als die operative Behandlung. Es wird eine einmalige Dosierung von 60 mg Methylprednisolon empfohlen. Mehrfache Injektionen sind nicht sinnvoll, zumal diese auch das Risiko einer Nerven- und Sehnenschädigung bergen, nicht zuletzt auch durch eine unzulängliche Injektionstechnik.

Wesentlich häufiger als die Cortison-Behandlung kommt die nächtliche Armschiene zum Einsatz. Diese zeigt auch eine deutlich bessere Langzeitwirkung. Die handelüblichen Schienen haben einen Klettverschluss und können vom Patienten leicht gewechselt werden.

Es gibt zahlreiche weitere konservative Behandlungsverfahren, die jedoch nicht oder allenfalls eingeschränkt empfohlen werden können (Assmus et al. 2012). Hierzu zählen:

- Eine lokale Ultraschalltherapie, die allenfalls nach längerer Anwendung von etwa sieben Wochen einen gewissen Effekt zu zeigen scheint.
- Joga, Handwurzelmobilisation, Nervengleitübungen und Magnettherapie, die ohne sicher nachgewiesene Wirkung sind.
- Das gilt auch für die Gabe von entzündungshemmenden, nichtsteroidalen Medikamenten, die weit verbreitet ist. Die gegenwärtige Datenlage zeigt keinen anhaltenden signifikanten Effekt gegenüber Placebo. Dies betrifft auch Diuretika, Vitamin-B_6-Präparate und eine Laserbehandlung.

6.2 Indikation zur operativen Behandlung

> ≫ Bei anhaltenden, durch konservative Maßnahmen nicht zu bessernden sensiblen und/oder motorischen Ausfallserscheinungen ist die operative Indikation gegeben.

Dies gilt insbesondere dann, wenn schmerzhafte Parästhesien den Nachtschlaf und damit auch das Allgemeinbefinden des Patienten erheblich und anhaltend beeinträchtigen. Eine Altersbegrenzung für den operativen Eingriff gibt es praktisch nicht. Dieser ist sowohl bei Kindern als auch im sehr hohen Alter noch möglich und erfolgreich. Insbesondere dann, wenn weitere erfolgreich behandelte Fälle in der Familie vorkamen, drängen die Patienten von sich aus auf den Eingriff.

Die Operation ist auch bei überlagernder diabetischer Polyneuropathie indiziert und wirksam, ebenso in der Gravidität, wenn Ausfallserscheinungen vorliegen (siehe auch Kap. 6.12). Die Auffassung, dass die „Schwangerschaftsparästhesien" nach der Geburt spontan verschwinden, bestätigt sich häufig nicht. Mit dem Hinweis, dass der Eingriff in Lokalanästhesie durchgeführt wird und damit auch für das Kind risikolos ist, lassen sich Bedenken der Schwangeren leicht zerstreuen, zumal diese meist unter erheblichem Leidensdruck steht. Ähnliches gilt für Patienten unter Langzeithämodialyse, bei denen der Eingriff auch am Shunt-Arm möglich ist (siehe auch Kap. 6.14). Auch bei den durch ihre behandelnden Ärzte oft verunsicherten Patientinnen nach Operation eines Mammakarzinoms mit oder ohne Lymphödem des Arms kann im Bedarfsfall der operative Eingriff sogar in Blutsperre ohne besondere Probleme durchgeführt werden (siehe Kap. 6.13).

Eine gleichzeitige radikuläre Irritation schließt eine operative Indikation für die Operation eines KTS nicht aus. Der Patient sollte jedoch darauf hingewiesen werden, dass ein Behandlungserfolg möglicherweise ungenügend ist, weil zwar die Beschwerden seitens des KTS vollständig behoben werden können, die radikulären Symptome jedoch bleiben.

Eine gewisse Entscheidungshilfe zur Operation geben auch das Ausmaß der elektrophysiologischen Veränderungen und ggf. ein ausgeprägter sonografischer Befund. Keineswegs ist es jedoch so, dass bei einem bestimmten Messwert operiert werden muss, wie oft irrtümlicherweise von Patienten oder ihren überweisenden Ärzten angenommen wird. Entscheidend für die Operation sind vielmehr klinische Kriterien und die Beschwerdesymptomatik.

Für eine ausreichende präoperative Aufklärung des Patienten bezüglich Operationstechnik, Verlauf, Risiken und möglichen Komplikation ist Sorge zu tragen. Die Aufklärung ist noch am Operationstag zulässig, wenn dem Patienten die Möglichkeit einer eigenständigen Entscheidung eingeräumt wird.

> ➤ Die operative Behandlung ist allen konservativen Maßnahmen eindeutig überlegen. Dies zeigten mehrere evidenzbasierte Studien, die auch der Leitlinie (Assmus et al. 2012) zugrunde lagen. Voraussetzung ist natürlich eine korrekte Indikationsstellung und ein lege artis vorgenommener operativer Eingriff.

Der Eingriff wird in der Regel ambulant durchgeführt. Nur sehr selten, z. B. bei pflegebedürftigen oder körperbehinderten Patienten (z. B. Rollstuhlfahrer) wird eine stationäre Behandlung erforderlich. Diese kann sich auch auf eine stationäre Nachbehandlung nach ambulant durchgeführtem Eingriff beschränken.

Ziel des Eingriffs ist die Dekompression des N. medianus durch eine vollständige Retinakulumspaltung. Auch proximale Anteile, einschließlich des Ligamentum carpi palmare, sind zu durchtrennen. Der Eingriff sollte wegen der damit einhergehenden Risiken nur durch einen hierfür ausgebildeten und erfahrenen Operateur vorgenommen werden (Assmus et al. 2014).

> In der Hand des Erfahrenen ist der operative Eingriff unabhängig von der operativen Technik praktisch risikolos und beseitigt nahezu hundertprozentig sämtliche Symptome, vorausgesetzt, dass nicht bereits irreversible Schäden des Nervs oder des Muskels vorlagen. Der Eingriff sollte somit spätestens dann erfolgen, wenn persistierende neurologische Ausfälle vorliegen.

6.3 Überblick über die operativen Techniken

Einen Überblick über die verschiedenen operativen Verfahren gibt Tab. 6.1.
Die einzelnen Verfahren mit ihren Vor- und Nachteilen werden in den folgenden Kapiteln näher beschrieben.

6.4 Offene Retinakulumspaltung

> Trotz der zunehmenden Zahl endoskopischer Operationen ist der offene Eingriff nach wie vor als sicherste Standardmethode anzusehen.

Der Eingriff erfolgt in der Regel in lokaler Infiltrationsanästhesie, seltener in Regional- oder Plexusanästhesie. Für eine Vollnarkose ergibt sich heutzutage kaum mehr eine hinreichende Indikation (Scholten et al. 2007).
Das Anlegen einer Blutsperre und Operieren in mehr oder weniger vollständiger Blutleere ist ratsam und bei hand- und orthopädischen Operateuren Standard, während viele neurochirurgische Operateure dem Verfahren derzeit noch ablehnend gegenüberstehen. Wegen vieler Vorteile dieser Technik dürfte sie sich weiter verbreiten. Sie erleichtert zweifelsohne schwierige Präparationen und erlaubt, Innervationsanomalien oder atypische Nervenverläufe besser einzuschätzen und Nerven- und Gefäßverletzungen zu vermeiden. Auch bei Revisionseingriffen in stark vernarbtem Gewebe hat die Methode erhebliche Vorteile und erlaubt ein gewebeschonendes und zügiges Vorgehen.

Tab. 6.1 Operative Techniken der Retinakulumspaltung. (aus: Assmus und Antoniadis (Hrsg.) 2015)

Methode	Vorteile	Nachteile	Bemerkung
Offene Retinakulumspaltung (Normalinzision)	Einfach, preisgünstig, sicher	Größere Narbe als bei den anderen Methoden	Standardmethode
Offene Retinakulumspaltung (Mini-Inzision)	Kleinere Narbe, evtl. frühere Belastung	Risiko der inkompletten Retinakulumspaltung und Nervverletzung	Standardmethode der Handchirurgen
Monoportal endoskopisch (Methode Agee)	Einfaches Handling des pistolenartigen Geräts	Teuer, (geringes) Risiko von Nerv- und Gefäßverletzungen Erfordert spezielles Training („Lernkurve")	Für einige Operateure Standardmethode, keine eindeutigen Vorteile gegenüber offener Standardmethode
Biportal endoskopisch (Methode Chow)	Gute Führung des Messers, gewährleistet Einhaltung der Zielrichtung Preiswerter als monoportale Technik	Risiko von Läsionen des N. digitalis communis Erfordert spezielles Training („Lernkurve")	dto
Halboffene, endoskopisch-assistierte Techniken (Preißler, Krishnan, Hoffmann)	Relativ einfach zu erlernen, Inzisionen etwas kleiner als bei offener Methode	Keine besonderen Nachteile	Keine eindeutigen Vorteile, wenig verbreitet, Verwendung beruht auf persönlicher Vorliebe

Die Art des Hautschnitts hat zahlreiche Untersucher beschäftigt. In den Anfängen der Chirurgie des KTS wurde eine Schnittführung in der Handgelenksbeugefurche verlaufend bevorzugt. Diese hatte den Nachteil, dass das Retinakulum nicht in seinem gesamten Verlauf sichtbar war und teilweise untertunnelnd gespalten werden musste. Außerdem bestand ein hohes Risiko, den im Schnittverlauf liegenden Ramus palmaris zu durchtrennen, was eine Neurombildung mit schmerzhaften Dysästhesien zur Folge hat. Die von uns verwendete Standardinzision erfolgt in Längsrichtung, beginnend mit der Handgelenksbeugefurche und parallel zum Daumenballenrand, 2–3 cm in die Hohlhand verlaufend (Abb. 6.1a). Diese Schnittführung erlaubt eine ausreichende Übersicht im Operationsgebiet und das Erkennen atypischer Nervenverläufe oder sonstiger Anomalien. Unter dem Eindruck und in einer gewissen Konkurrenz zu den endoskopischen Verfahren wurde bei der offenen Operation der Hautschnitt von vielen Operateuren zunehmend verkürzt. Diese sogenannte „Mini-Inzision" als minimalinvasive Alternative zur endoskopischen

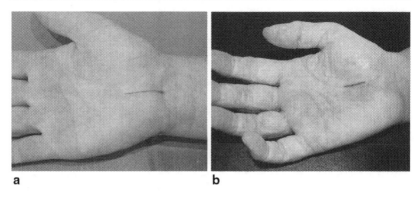

a   b

Abb. 6.1 (**a**) Standardinzision für die offene Operation des KTS, (**b**) Mini-Inzision mit ver-
kürzter Schnittführung (Quelle: Assmus und Antoniadis 2015)

Methode ist eine etwa 2 cm große Längsinzision in der Hohlhand, beginnend etwa
2 cm distal der Handgelenksbeugefurche (Abb. 6.1b). Diese Schnittführung geht
jedoch wegen des erheblich eingeschränkten und räumlich beengten Zugangs mit
erhöhten operativen Risiken einher und ist dem weniger Erfahrenen nicht zu empfehlen (siehe auch Kap. 6.10).

Nach subkutaner Infiltration des Operationsgebiets mit 8–10 ml eines 1 %igen
Lokalanästhetikums ohne Adrenalinzusatz wird der Arm vom Handgelenk an nach
proximal ausgewickelt und eine pneumatische Oberarmblutsperre angelegt. Der
Manschettendruck liegt oberhalb des systolischen Blutdrucks und wird an dem
nicht anästhesierten Oberarm als mehr oder weniger unangenehm empfunden. Da
der eigentliche Eingriff bei einem routinierten Operateur durchschnittlich nur fünf
bis sechs Minuten, seltener auch zehn Minuten oder länger dauert, wird der Druck
von den meisten Patienten gut toleriert, zumal ein gewisser Gewöhnungseffekt ein-
tritt. Nach dem Hautschnitt wird das Subkutangewebe durchtrennt, einschließlich
der Palmaraponeurose, wobei auf atypisch verlaufende Hautnerven und Muskeläs-
te zu achten ist. Das Retinakulum wird dann beginnend von seiner dünnsten Stelle
im Bereich der Handgelenksbeugefurche unter Zuhilfenahme einer Rinnensonde
komplett nach proximal und distal durchtrennt, bis der N. medianus vollständig
eingesehen und beurteilt werden kann. Neben der mehr oder weniger ausgeprägten
Abflachung des Nervs findet man meist eine verstärkte Gefäßzeichnung im Kom-
pressionsbereich (Abb. 6.2). Raumfordernde Prozesse lassen sich jetzt gut erkennen und gegebenenfalls beseitigen. Nur selten findet man Schleimhautverdickun-
gen und Synovialzysten der Beugesehnen (Abb. 6.3), die möglichst weitgehend
entfernt werden. Abnormale kleinere Muskeln – meist ein distaler Muskelansatz
der oberflächlichen Fingerbeuger und eine Palmaris-longus-Sehne im Karpalkanal
(Abb. 6.4a, 6.4b) bedürfen keiner besonderen Behandlung. Nach Blutstillung wird
eine kleine Drainage eingelegt und anschließend die Wunde verschlossen. Eine

Abb. 6.2 Operationssitus
nach Retinakulumspaltung:
der Nerv ist im Kompres-
sionsbereich abgeflacht
bei verstärkter Gefäßzeichnung (Quelle: Assmus und
Antoniadis 2015)

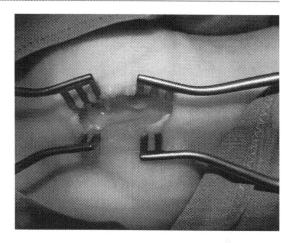

routinemäßige Spaltung der Nervenhüllen (Epineurotomie) ist bei Ersteingriffen nicht notwendig. Auch ein operatives Vorgehen zwischen den Nervenfaszikeln (interfaszikuläre Neurolyse) ist nicht angezeigt, da sie zu schlechteren Ergebnissen führt. Eine komplette Darstellung des motorischen Astes ist routinemäßig nicht erforderlich, ebenso wenig wie eine Rekonstruktion des durchtrennten Retinakulum durch eine Z-Plastik (Assmus et al. 2012).

Am Ende des Eingriffs wird ein leicht bis mäßig komprimierender Wundverband angelegt. Auf eine Ruhigstellung des Handgelenk durch eine Schiene sollte vollständig verzichtet werden.

Abb. 6.3 Synovialzysten
im Karpaltunnel können
eine erhebliche Größe
erreichen (Quelle: Assmus
und Antoniadis 2015)

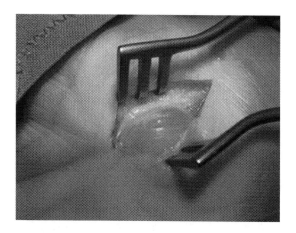

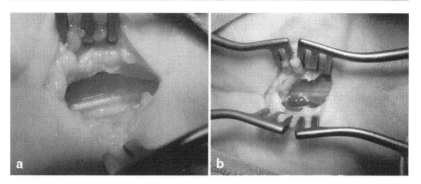

Abb. 6.4 Abnormer Verlauf der Palmaris-longus-Sehne (**a**) und eines Muskels (**b**) im Karpalkanal (Quelle: Assmus und Antoniadis 2015)

Nachbehandlung
Postoperativ kann bei Bedarf ein Schmerzmittel eingenommen werden.

Die Hand sollte in Brusthöhe gehalten und der Verband nach ein bis zwei Tagen entfernt und durch einen Pflasterverband ersetzt werden. Strangulierende Verbände sind unbedingt zu vermeiden, da sie zusammen mit übermäßiger Schonhaltung zu einem oft hartnäckigen Handödem und einer Einschränkung der Beweglichkeit der Fingergelenke führen können. Falls der Patient die Hand zu ängstlich schont und nicht gebraucht, kann eine frühe und konsequente krankengymnastische oder ergotherapeutische Behandlung angezeigt sein, die routinemäßig nicht erforderlich ist.

> Eine frühe funktionelle Behandlung mit selbständigen Fingerbewegungsübungen ohne oder nur mit geringer Belastung bereits am ersten postoperativen Tag dient der Vorbeugung von Handödem und Fingersteife. Die Vermeidung einer Handgelenksschiene und die Bewegungsbehandlung führen zu einer früheren Gebrauchsfähigkeit der Hand im täglichem Leben und im Beruf.

Bei regulärem Verlauf und in Abhängigkeit von dem Ausmaß der manuellen Belastung beträgt die Arbeitsunfähigkeit durchschnittlich drei bis sechs Wochen, für leichtere Büro-Arbeiten auch weniger.

6.5 Allgemeine Aspekte der endoskopischen Techniken

1989 beschrieben Okutsu und Mitarbeiter in Japan erstmals eine endoskopische Technik für die Behandlung des KTS mit einem selbstgebauten Endoskop. Die Vorrichtung bestand aus einer durchsichtigen Plastikhülle und einer 30°-Optik.

Im selben Jahr wurde von dem Amerikaner Chow eine biportale endoskopi-sche Technik entwickelt, bei der zwei Hautinzisionen erforderlich waren. Die eine befand sich im Bereich der Handgelenksfurche, die zweite in Hohlhandmitte. Die Durchtrennung des Retinaculum flexorum wurde mit einem hakenförmigen Messer von distal nach proximal unter Endoskop-Sicht vorgenommen. Zwei Jah-re später entwickelte Agee die 1992 publizierte monoportale Technik, wobei ein pistolenartiges Instrument mit einem in die Optik integrierten Messer Verwendung fand. In der Folgezeit kamen weitere, vorwiegend monoportal endoskopisch as-sistierte Techniken (Preißler 1996, u. andere) auf den Markt.

Die Euphorie der ersten Jahre ist inzwischen verflogen, und man betrachtet die endoskopische Technik nüchterner. Es wird angenommen, dass zurzeit etwa 30 % der mehr als 120.000 Karpaltunneloperationen endoskopisch durchgeführt wer-den. Die Befürworter der Methode betonen vor allem den geringeren Wund- und Narbenschmerz, die kürzere Wundheilung, die früher wiedererlangte Gebrauchs-fähigkeit der Hand und die Verkürzung der Arbeitsunfähigkeit.

Die Verfechter der monoportalen Technik sehen den Vorteil ihrer Methode in dem guten Handling des Instruments. Demgegenüber ist nach Meinung der An-hänger der biportalen Technik die Führung des Messers besser, d. h. eine Abwei-chung von der korrekten Zielrichtung ist kaum möglich. Für beide Methoden ist die Verwendung der Blutleere wegen der besseren Sicht sinnvoll. Sie wurde von den Erstbeschreibern beider Methoden angewendet.

Eine relative Kontraindikation für die biportale Technik besteht bei einge-schränkter Streckfähigkeit des Handgelenks, eine absolute Kontraindikation wird bei einer ausgeprägten rheumatischen Synovitis sowie einem Handödem angenom-men (Assmus und Antoniadis 2015).

6.6   Biportale Technik nach Chow

Der Eingriff wird möglichst in Lokalanästhesie durchgeführt, da hierdurch die un-beabsichtigte Verletzung des Nervs und seiner Seitenäste entscheidend reduziert werden. Nach Desinfektion und sterilem Abdecken erfolgt die Markierung für die Hautschnitte. Die proximale (körpernahe) Inzision sollte ca. 1 cm proximal der Handgelenksquerfurche, ulnarseitig von der Sehne des M. palmaris longus, liegen. Die distale Inzision erfolgt in der Hohlhand, etwa 5 cm körperfern von der Rascetta in Richtung auf die Basis des Ringfingers. Der N. medianus wird zunächst über die proximalen Inzision dargestellt und der Karpaltunnel mit einem gebogenen breiten Dissektor ausgetastet, wobei das charakteristische Waschbrettmuster der quer verlaufenden Fasern des Retinakulum erkennbar wird. Wenn die Spitze des leicht gebogenen Dissektors in der Hohlhand tastbar ist, wird der Dissektor gegen

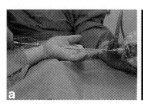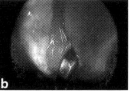

Abb. 6.5 Retinakulumspaltung bei der biprtalen Methode nach Chow: Geführt durch die geschlitzte Kanüle (**a**) wird unter endoskopischer Sicht das Retinakulum mit einem haken-förmigen Messer durchtrennt (**b**) (mit freundlicher Genehmigung von Prof. H.W.S. Schroeder, Klinik für Neurochirurgie Greifswald)

die Schlitzhülse mit Obturator ausgetauscht und entlang des Retinakulum in den Karpaltunnel eingeführt und bis über das distalen Endes des Karpaltunnels vorge-schoben. Nach Inzision der Haut in diesem Bereich wird die Endoskop-Optik von distal eingeführt. Nach eindeutiger Identifizierung des distalen Bandendes wird das Retinaculum von distal nach proximal mit dem Hakenmesser komplett durch-trennt (Abb. 6.5a, 6.5b).

Probleme können sich mit der Chow-Technik insofern ergeben, als bei sehr engem Karpalkanal durch Druck des Instruments auf den Nerv Schmerzen auf-treten, so dass der endoskopische Eingriff abgebrochen und offen weitergeführt werden muss. Wenn die Schlitzkanüle korrekt positioniert wurde, ist eine Verlet-zung des N. medianus weitestgehend ausgeschlossen. Verwechslungen des Nervs mit den Sehnen lassen sich vermeiden, da man diese durch Bewegung der Finger zweifelsfrei erkennen kann. Wenn der motorische Ast zum Thenar atypisch durch das Retinakulum verläuft, ist eine Durchtrennung unvermeidlich. Dies muss nicht zwangsläufig mit einer Beeinträchtigung der Handfunktion einhergehen, da es sich meist um zusätzliche (akzessorische) Nervenäste handelt. Eine Verletzung des ar-teriellen Hohlhandbogens kann vermieden werden, wenn das distale Band-Ende eindeutig identifiziert und die Hand ausreichend gestreckt wird.

6.7 Monoportale Technik nach Agee

Der Eingriff erfolgt ebenfalls in Lokalanästhesie und Blutleere. Über einen Haut-schnitt in der Handgelenksfurche wird ulnarseitig der Sehne des M. palmaris lon-gus die Faszie eröffnet. Die Synovia wird vom Retinaculum flexorum mit einem Separator abgelöst bis die geriffelte Struktur des Bandes gut erkennbar ist. Nach Dilatation des Karpalkanals mit zwei unterschiedlich dicken Dilatatoren wird das Endoskop vorsichtig in den Karpaltunnel bis zum distalen Rand des Retina-culum flexorum eingeführt (Abb. 6.6a). Dieses wird anschließend mit dem inte-grierten Endoskopiemesser von distal nach proximal schrittweise gespalten. Bei sehr engem Karpalkanal, fehlender Sicht durch Blutungen, bei stark verdickten

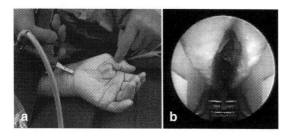

Abb. 6.6 Schematische Darstellung des operativen Vorgehens bei der Einportal-Technik nach Agee. Das pistolenartige Instrument mit integriertem Messer und Endoskop ist in den Karpalkanal eingeführt (**a**). Durch Zurückziehen des Instrument wird mit dem ausgeklappten Messer das Retinakulum unter endoskopischer Sicht (**b**) komplett durchtrennt (Quelle: Assmus und Antoniadis 2015)

Sehnenscheiden (Synovialitis) und bei atypischen Muskeln im Karpaltunnel wird der endoskopische Eingriff abgebrochen und unmittelbar in eine offene Operation überführt. Vor Beendigung des Eingriffs erfolgt die genaue endoskopische Kontrolle auf eine komplette Retinakulumspaltung (Abb. 6.6b). Nach Wundverschluss wird ein leicht komprimierender Verband angelegt.

6.8   Vor- und Nachteile der endoskopischen Techniken

> Die endoskopischen Verfahren haben gegenüber der offenen Technik weder eindeutige Vor- noch Nachteile. Dies wurde durch zahlreiche Studien, einschließlich einer großen Cochrane-Studie bestätigt (Scholten et al. 2007).

Die Operationsergebnisse sind insgesamt vergleichbar mit denen der offenen Operation, einschließlich Miniinzisionen. In eine Metaanalyse von 13 randomisierten kontrollierten Studien, die die offene mit der endoskopischen Operation verglich, schienen die endoskopischen Verfahren bezüglich Narbenempfindlichkeit und Grob- und Spitzgriff gegenüber den offenen Verfahren innerhalb der ersten drei postoperativen Tagen besser abzuschneiden (Thoma et al. 2004). Eine eindeutige Verkürzung der Arbeitsunfähigkeit bzw. ein früherer Gebrauch der Hand im täglichen Leben war und ist noch strittig. Der höheren Patientenzufriedenheit bei unkompliziertem Verlauf und dem geringeren Narbenschmerz bei endoskopischen Verfahren stehen möglicherweise eine höhere Komplikationsrate oder schlechtere Langzeitergebnisse mit höherer Rezidivhäufigkeit als bei der offenen Operation gegenüber. Reversible Nervenläsionen scheinen bei den endoskopischen Verfahren etwa dreimal häufiger aufzutreten als bei den offenen.

Folgende gravierende Komplikationen sind bekannt:

- Verletzung des N. medianus oder des R. palmaris
- Verletzung des N. ulnaris
- Verletzung von Digitalnerven, besonders zum III. und IV. Finger
- Durchtrennung von Beugesehnen
- Läsionen des oberflächlichen arteriellen Hohlhandbogens

Die endoskopischen Verfahren sind deutlich aufwendiger und teurer. Dies gilt insbesondere für das nur einmal verwendbare Agee-Messer. Wenn die Dauer der Arbeitsunfähigkeit nach endoskopischer Operation deutlich geringer wäre als nach offener, würde das die höheren Kosten der endoskopischen Eingriffe relativieren. Die bisher publizierten Ergebnisse lassen hierauf keine eindeutige Antwort zu. 86 % der Patienten mit der endoskopischen Technik und 84 % mit der offenen Operation waren nach drei Monaten arbeitsfähig. In einer aktuellen Metastudie zeigte sich jetzt erstmalig eine kürzere Arbeitsunfähigkeit und eine frühere Wiederkehr der Grobkraft der Hand nach endoskopischen Eingriffen bei gleicher Komplikationsrate. Es wurde allerdings auf die niedrige Evidenzqualität der untersuchten Studien hingewiesen (Vasiliadis et al. 2014), sodass die Ergebnisse mit Vorsicht zu betrachten sind.

Bei kritischer Würdigung der endoskopischen Verfahren ist folgendes festzustellen:

> Die endoskopische Spaltung des Retinakulum ist eine elegante Operationsmethode. Gute anatomische Kenntnisse, ausreichende Erfahrung mit der offenen Operation und vorheriges Training sind wichtige Voraussetzungen für ein optimales Gelingen. Die Verfahren sind jedoch wesentlich teurer als die offene Operation.

Die Risiken, insbesondere von iatrogenen Nervenläsionen und Gefäßverletzung, sind in der Hand des Geübten vergleichbar mit denen einer offener Eingriffe. Die Lernkurve für die endoskopischen Verfahren ist jedoch deutlich länger als bei der offenen Operation und die Komplikationsrate stark abhängig von der Erfahrung des Operateurs. Bei Operateuren mit weniger als 25 Eingriffen mit der Chow-Methode betrug die Komplikationshäufigkeit bis zu 5,6 %, bei mehr als 100 Eingriffen sank sie auf weniger als 1 %. Ein ausreichendes endoskopisches Training ist somit zwingend zu empfehlen (Assmus und Antoniadis 2015).

Die konventionelle offen Methode ist nach wie vor die Standardmethode zur operativen Behandlung des Karpaltunnelsyndroms (Scholten et al. 2007).

6.9 Ungewöhnliche intraoperative Befunde

> Ungewöhnliche Befunde, die bei der operativen Freilegung sichtbar werden, haben nicht immer Krankheitswert.

Am häufigsten findet man einen intrakanalären Verlauf der Palmaris-longus-Sehne sowie von proximal in den Karpalkanal reichende Muskelbäuche vorwiegend des M. flexor digitorum superficialis (oberflächlicher Fingerbeuger) und Varianten des motorischen Astes zum Daumenballen. Durch sorgfältige Präparation, was besonders gut unter Blutsperre gelingt, sind diese Äste zu schonen. Eine abnorm verlaufende Palmaris-longus-Sehne sowie Muskelbäuche brauchen nicht entfernt zu werden. Bei Patienten mit rheumatischen Erkrankungen, insbesondere der primär chronischen Polyarthrose, finden sich mehr oder weniger ausgeprägte Sehnenscheidenentzündungen und – verdickungen, häufig auch mit massiven Ergüssen. Diese Synovialergüsse bzw. Synovialzysten (Abb. 6.3) enthalten bis zur mehrere Milliliter einer zähflüssigen gelblich-serösen Flüssigkeit. Eine massive Vermehrung des Synovialgewebes oder seltene Angiolipome als walzenförmige Gebilde, die den Sehnen anhaften, können zu einem Schnappen im Handgelenk führen und sollten entfernt werden. Sehr selten ist eine mit massiver Fetteinlagerung einhergehende Missbildung des Nervs, die als Lipomatose bezeichnet wird. Die lipomatöse Auftreibung des Nervenhauptstamms setzt sich bis in die Fingernerven fort und kann chirurgisch nicht behandelt werden ohne ein hohes Risiko der Nervschädigung. Raumfordernde Prozesse im Karpalkanal wie Lipome, Ganglionzysten („Überbeine"), Riesenzelltumoren und Fibrome werden reseziert. Gefäßanomalien wie erweiterte oder gestaute Venen bedürfen keiner besonderen Behandlung.

6.10 Komplikationen der operativen Behandlung des KTS und die Rezidivproblematik

Eine Metaanalyse ergab eine Komplikationsrate von 5,6 % für endoskopische und 2,8 % für offene Eingriffe, wobei die erhöhte Zahl von Komplikationen bei endoskopischen Eingriffen vor allem auf passagere Nervenläsionen zurückzuführen war (Boeckstyns und Sorensen 1999).

Protrahierte Narbenschmerzen klingen in der Regel nach spätestens sechs Monaten ab. Ursache hierfür sind meist kleine Neurome von Seitenästen des R. palmaris des Medianus-Nervs. Empfindliche Narben sollen bei endoskopischen Eingriffen und Mini-Inzisionen innerhalb der ersten sechs Wochen seltener sein. Eine hypertrophe Narbenbildung ist bei korrekter Schnittführung, die eine rechtwinklige Kreuzung von Hautfalten vermeidet, selten. Postoperativ wird von schwer arbeitenden Patienten häufiger über eine Kraftminderung der Hand geklagt. Diese wird teilweise auf die schmerzhafte Narbe, zum Teil auch auf die veränderte Statik der Hand zurückgeführt und verschwindet spätestens nach drei Monaten.

Komplette Nervendurchtrennungen sind bei regelrechtem Vorgehen und erfahrenem Operateur extrem selten. Sie kommen in weniger als 0,3 % der Fälle vor, vorzugsweise bei endoskopischen Verfahren, eingeschränktem Zugang und inadäquater Schnittführung. Häufiger sind partielle und oberflächliche Läsionen, die mit neuropathischen Schmerzen (von brennendem Charakter) einhergehen. Das Risiko einer bleibenden Nervenschädigung ist bei endoskopischen Verfahren identisch mit denen des offenen Vorgehens.

Wundinfektionen kommen in etwa 1 % der Fälle als oberflächliche Stichkanalinfekte vor. Nur in 0,5 % wurden tiefere Infektionen beobachtet. Letztere erfordern eine antibiotische Behandlung und ggf. operative Revision.

Sehnenverletzungen sind extrem selten. Sie wurden in weniger als 0,1 % der Fälle beobachtet und hier vorwiegend bei der biportalen endoskopischen Technik nach Chow.

Ebenso selten sind Gefäßverletzungen, sie kamen eher bei endoskopischen Eingriffen vor.

Ein komplexes regionales Schmerzsyndrom (CRPS) ist bei korrekt durchgeführter Retinakulumspaltung ebenfalls extrem selten. Ein Handödem und eine Einsteifung der kleinen Fingergelenke durch einschnürende Verbände und vermindertem Gebrauch (ängstliche Schonhaltung) können ähnliche Beschwerdebilder verursachen, dürfen aber keineswegs mit einem CRPS verwechselt werden.

Die Frage nach einem „Rezidiv" stellt sich für den Patienten und seinen Arzt dann, wenn es nach der Retinakulum-Spaltung nur zu einer unzureichenden Besserung oder zu einer Zunahme der Beschwerden kam. Da bei dieser Konstellation meist ein unvollständiger oder fehlerhafter Ersteingriff zu vermuten ist, muss zunächst eine elektrophysiologische Kontrolle erfolgen und ggfls. ein Korrektureingriff angeschlossen werden. Nur wenn nach einem beschwerdefreien Intervall wieder über typische Parästhesien oder Taubheit geklagt wird und eine Verschlechterung der neurografischen Parameter festgestellt wurde, ist die Annahme eines echten Rezidivs gerechtfertigt. Bei untypischen Beschwerden muss immer sorgfältig nach anderen möglichen Ursachen geforscht werden und die Diagnose überprüft werden.

Echte Rezidive nach anfänglicher Beschwerdefreiheit sind besonders bei rheumatischer Synovialitis, starker Vernarbung und bei Dialysepatienten möglich. Bei Letzteren kommen in Abhängigkeit von der Dialysedauer und der Manifestation einer Amyloidose auch Mehrfachrezidive vor.

Bei der Diagnose eines Rezidivs nur aufgrund einer elektrophysiologischen Untersuchung ist zu beachten, dass in fortgeschrittenen Fällen postoperativ keine Normalisierung der distalen motorischen Latenz des N. medianus und des sensiblen NAP zu beobachten ist. Hier darf nicht vorschnell zu einem erneuten Eingriff geraten werden.

‣ Eine inkomplette Retinakulumspaltung ist die häufigste Ursache für ein persistierendes Karpaltunnelsyndrom und einen Revisionseingriff. Besonders bei atypischer Schnittführung und unzureichender Übersicht werden inkomplette Retinakulumspaltungen beobachtet (Assmus et al. 2006). Dies gilt in geringerem Maße auch für endoskopische Eingriffe.

6.11 Revisionseingriffe

Wenn der postoperative Verlauf nicht zufriedenstellend war, ist eine weitere neurologische Abklärung unter Einschluss des klinischen und elektrophysiologischen, ggf. auch des sonografischen Befundes erforderlich. Hierbei müssen folgende Fragen geklärt werden:

- Lag eine unzureichende Retinakulumspaltung vor (häufigste Ursache)?
- Handelt es sich um ein echtes Rezidiv?
- War es zu einer intraoperativen Schädigung des Nervs gekommen?
- Lag eine anderweitige Erkrankung vor, insbesondere eine Begleiterkrankung des KTS?

‣ Die Entscheidung für einen Revisionseingriff ist auch nach Beantwortung dieser Fragen nicht einfach und muss gut überlegt werden. Da der Eingriff in dem meist mehr oder weniger stark vernarbten Operationsgebiet technisch anspruchsvoll ist, sollte er einem erfahrenen Operateur vorbehalten bleiben.

Leider kommt es gelegentlich vor, dass ein fehlerhafter Ersteingriff weitere problematische Folgeeingriffe nach sich zieht (siehe auch Kap. 6.17).

6.12 Karpaltunnelsyndrom in der Schwangerschaft

Die sogenannten Schwangerschaftsparästhesien sind schon lange bekannt und wurden ursprünglich als endokrine oder vegetative Störungen bzw. Vitaminmangelzustände gedeutet. Wie bereits eingangs erwähnt, erkannte Janz (1962) als Erster, dass das Karpaltunnelsyndrom Ursache der Schwangerschaftsparästhesien war. Mehr als 7 % aller Schwangeren leiden unter einem KTS, das besonders in dem letzten Trimenon auftritt und infolge der vermehrten Flüssigkeitseinlagerung in das Bindegewebe (Ödem) oft mit massiven Beschwerden einhergeht. Die familiäre Inzidenz liegt mit 53 % noch wesentlich höher als bei nicht schwangerschaftsbedingten KTS-Fällen. Die allgemein verbreitete Auffassung, dass die Schmerzen und Parästhesien nach der Entbindung spontan verschwinden, wurde mittlerweile durch mehrere Studien widerlegt. Bei einem kleineren Prozentsatz treten die Beschwerden sogar erst nach der Entbindung bzw. während der Stillzeit auf. In einer italienischen Studie fanden sich bei mehr als 50 % der Patientinnen nach der Entbindung anhaltende Beschwerden bzw. im Laufe des Lebens erneut auftretende Symptome (Padua et al. 2010).

> Nach unserer Erfahrung wird das Angebot einer operativen Behandlung noch vor der Entbindung von den meisten Frauen dankbar angenommen. Sie tolerieren den Eingriff während der Gravidität eher als nach der Entbindung, weil sie sich dann um das Kind kümmern müssen und die Hände hierfür benötigen.

98 % unserer 314 vor den Entbindung operierten Patientinnen zeigten eine hohe Zufriedenheit mit dem operativen Eingriff (Assmus und Hashemi 2000).

6.13   Karpaltunnelsyndrom bei Patientinnen nach Operation eines Mammakarzinoms

Wenn Frauen nach einem operativ behandelten Mammakarzinom mit oder ohne Ausräumung der axillaren Lymphknoten über schmerzhafte Parästhesien in dem betreffenden Arm klagen, wird dies häufig auf den operativen Eingriff oder auf eine bestrahlungsbedingte Affektion des Armplexus oder auf die Halswirbelsäule bezogen. Nicht selten verbirgt sich hierunter jedoch ein Karpaltunnelsyndrom, so dass zunächst eine entsprechende Diagnostik veranlasst werden muss. Insbesondere dann, wenn eine postoperative Ödemneigung bestand, raten viele behandelnde Ärzte immer noch von jedweder Manipulation an dem betroffenen Arm wegen eines bestehenden oder drohenden Lymphödems ab. Eigene Untersuchungen zeigten jedoch, dass das Risiko für Entstehung oder Verschlimmerung eines Lymphödems durch einen operativen Eingriff wie die Retinakulumspaltung zu vernachlässigen ist. Wir sahen, wenn überhaupt, nur passagere Verschlimmerungen eines bereits bestehenden Ödems (Assmus und Staub 2004). Es ist hieraus zu folgern, dass bei Verdacht auf ein KTS dieses möglichst rasch diagnostisch abgeklärt werden sollte, um eine adäquate operative Behandlung nicht zu versäumen.

6.14 Karpaltunnelsyndrom bei Dialysepatienten

Patienten mit chronischer Hämodialyse erkranken überdurchschnittlich häufig an einem KTS. Seit der Erstbeschreibung im Jahr 1975 gibt es mittlerweile viele Publikationen, die sich mit diesem Problem beschäftigen. Die meisten Autoren geben eine Prävalenz von mehr als 10 bis 24 % an, wobei eine deutliche Abhängigkeit von der Dialysedauer besteht. Bei einer Dialysedauer bis zu fünf Jahren kann man nach unserer Erfahrung von einer Häufigkeit zwischen 20 und 30 % ausgehen, bei einer Dauer zwischen fünf und zehn Jahren steigt dieses bis auf 50 % an. Bei einer Dialysedauer von 20 Jahren und mehr leiden etwa 80 % aller Patienten unter einem KTS oder wurden mindestens bereits einmal operiert (Assmus und Staub 2005).

Zur Pathogenese gibt es keine einheitliche Auffassung. Neben hämodynamischen Störungen durch den arteriovenösen Shunt ist besonders häufig eine Tenosynovitis zu beobachten, die nach vieljähriger Dialysedauer erhebliche Ausmaße annehmen kann. Gleichzeitig werden Arthropathien mit Einsteifung der Fingergelenke angetroffen. Eine Amyloideinlagerung lässt sich im Frühstadium der Erkrankung selten, nach mehr als zehnjähriger Dialysedauer fast regelmäßig im Synovialexzidat sowie in den Beugesehnen nachweisen. Weiterhin wurden amyloidartige Substanzen im Epi- bzw. Perineurium gefunden. Diese Beta-II-Makroglobuline stellen eine Vorstufe des Amyloids dar. Durch verbesserte Dialyseverfahren werden heutzutage die entzündlichen Stoffwechselprodukte weitgehend herausgefiltert und das Entstehen von Amyloidablagerungen verzögert. Bei der Peritonealdialyse sollen Amyloidosen und auch Karpaltunnelsyndrome seltener vorkommen.

> ▶ Wegen der zahlreichen anderen Probleme wird ein KTS bei Dialysepatienten erfahrungsgemäß leicht übersehen oder zu spät diagnostiziert.

Die schmerzhaften Parästhesien treten bereits während der Dialyse auf und sind besonders nachts sehr quälend. In diesen Fällen sollte mit der Retinakulumspaltung nicht allzu lange zugewartet werden. Der Eingriff kann in Lokalanästhesie und bei gut funktionierendem Shunt in Blutsperre durchgeführt werden. Er ist auch endoskopisch möglich.

Ein besonderes Problem bei Dialysepatienten stellt die Rezidivneigung dar. Nach eigenen Untersuchungen bildet das Kollektiv die größte Gruppe echter KTS-Rezidive. Dies ist bei etwa 50 % der Patienten nach zwei bis drei Jahren der Fall. (Assmus et al. 2006; Assmus und Staub 2005). Eine Durchtrennung des Narbengewebes bringt in der Regel erneut Beschwerdefreiheit, allerdings wiederum nur für eine begrenzte Zeit. Bei einem dritten oder vierten Rezidiv ist die Aussicht auf eine Besserung deutlich eingeschränkt. In diesen Fällen finden sich massive Synovialverdickungen und Einlagerung von Amyloid in die Beugesehnen, so dass der

Eingriff in diesem Stadium für den Patienten unbefriedigend bleibt. Häufig leiden diese Patienten auch unter schnellende Sehnen (siehe Kap. 6.16), sodass mit der Ringbandspaltung nicht zu lange gezögert werden sollte, um die Fingerbeweglichkeit möglichst lange zu erhalten.

6.15 Tendovaginosis stenosans als Begleiterkrankung eines KTS

» Schnellende Sehnen (Tendovaginosis stenosans) sind ein häufiges und typisches Begleitphänomen eines Karpaltunnelsyndroms.

Da das Schnappen und auch dessen Vorstadium, auch als „slow finger" bezeichnet, schmerzhaft ist, vermeiden die Patienten möglichst den Händedruck, was häufig bereits eine „Anhiebsdiagnose" erlaubt. Die Tendovaginosis stenosans ist die häufigste Sehnenerkrankung und tritt gehäuft bei Patienten mit KTS auf. Eigene Untersuchungen sprachen für eine Inzidenz von 10,2 % in Bezug auf die Patientenzahl bzw. 16,7 % auf die Zahl der operierten Hände. Am häufigsten betroffen sind die am stärksten belastenden Finger, nämlich Mittelfinger und Daumen, gefolgt vom Ringfinger. Deutlich seltener sind Klein- und Zeigefingerbeugesehnen involviert (Assmus 2000). Das Phänomen kommt auch vereinzelt an den Strecksehnen vor, insbesondere an der Extensor- und Abductor-pollicis-longus-Sehne und wird es als Tendovaginosis stenosans de Quervain bezeichnet. Ganz selten wird ein isoliertes Schnappphänomen der Strecksehne des 5. Fingers beobachtet.

Im Gefolge der Synovialitis und verstärkt durch Überlastung kommt es zu einer Verdickung der Beugesehnen in Höhe des Grundgelenks. Bei Passage der verdickten Sehne durch das Grundgelenksringband entsteht das typische Schnappphänomen. Dem Schnappen geht eine längere Phase einer schmerzhaften Fingersteifigkeit voraus (slow finger). Beim Beugen und Strecken des Fingers lässt sich die Krepitation der Sehne in Höhe des Grundgelenksringbandes leicht tasten. Das Schnappen ist besonders ausgeprägt in den Morgenstunden und kann sich im Laufe des Tages bessern. Bei der Tendovaginosis stenosans de Quervain besteht eine umschriebene Druckdolenz des ersten Strecksehnenfachs mit einem positiven Finkelstein-Zeichen. Um dieses auszulösen, wird die Hand nach ulnar abgewinkelt und gleichzeitig der Daumen in die Hohlhand gebeugt. Im positivem Fall kommt es zu einem typischen Schmerz, der entlang der Strecksehne bis zum Daumenrücken ausstrahlt.

» Die Behandlung der schnellenden Sehne ist in aller Regel operativ. Sie kann erforderlichenfalls in gleicher Sitzung mit der Retinakulumspaltung vorgenommen werden.

Der Eingriff ist in Lokalanästhesie und Blutsperre möglich. In Höhe des meist gut tastbaren Sehnenknotens etwas proximal von der Grundgelenksbeugefalte wird eine Querinzision angelegt und das proximale Grundgelenksringband durchtrennt. Das distale ist immer zu erhalten, da sonst ein sog. schmerzhafter „Bogensehneneffekt" resultieren kann. Auf eine Schonung der beidseits verlaufenden Blutgefäße und Fingernerven ist zu achten. Am Daumen gilt dies ganz besonders für den radialseitigen Daumennerven (Abb. 6.7a, 6.7b).

Öfters findet man erheblich verdicktes Synovialgewebe mit oder ohne gleichzeitig bestehende Synovialergüsse. Das verdickte Gewebe wird soweit wie möglich entfernt.

Die operative Behandlung der de Quervain'schen Tendovaginosis erfolgt in Lokalanästhesie und Blutsperre. Hierbei ist auf die Schonung der sensiblen Endäste des Radialis-Nervs zu achten. Da die Sehnen des langen und kurzen Daumenstreckers jeweils in einem eigenen Fach verlaufen können (gedoppeltes Strecksehnenfach), ist unbedingt darauf zu achten, dass beide Sehnenfächer entlastet werden. In fortgeschrittenen Fällen kann eine krankengymnastische oder ergotherapeutische Nachbehandlung erforderlich sein, wenn bereits erhebliche strukturelle Veränderungen der Beugesehnen vorlagen. Wichtig ist in diesen Fällen, dass der Patient bereits am Folgetag Beuge- und Streckbewegungen der Finger bis zum kompletten Faustschluss durchführt. Schnellende Sehnen können auch Wochen bis Monate nach der Retinakulumspaltung auftreten. Ohne genaue Untersuchung werden diese Patienten irrtümlicherweise als „KTS-Rezidive" an den Operateur zurückverwiesen.

Die Prognose ist im Allgemeinen gut. Nach einer korrekt durchgeführten Ringbandspaltung kommt es in der Regel nicht mehr zu einem Rezidiv. Häufiger sind jedoch weitere Finger betroffen.

6.16 Prognose und Ausblick

Die Prognose des operativ behandelten KTS ist bei rechtzeitiger Indikation und korrekter Durchführung des Eingriffs sehr gut, auch bei alten Patienten und bei Diabetikern. Ein längeres Intervall von mehr als drei Jahren zwischen Symptombeginn und Operation verschlechtert allerdings die Prognose, zumal dann, wenn bereits eine Muskelatrophie vorliegt. Der nächtliche Schmerz bessert sich in der Regel schlagartig nach erfolgter Retinakulumspaltung, die Sensibilitätsstörung meist innerhalb von Tagen bis Wochen. Sie kann jedoch in schweren Fällen bis zu sechs Monaten dauern. Protrahierte Restbeschwerden im Narbenbereich verschwinden spätestens innerhalb von sechs Monaten.

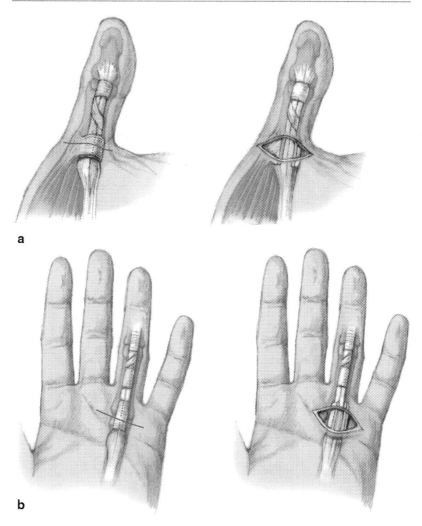

Abb. 6.7 a, b Schematische Darstellung der Ringbandspaltung des Daumens und Ringfingers bei Tendovaginitis stenosans („Schnappfinger") (Quelle: Assmus und Antoniadis 2015)

Wie bereits Phalen feststellte, gehört die Operation des KTS zu den dankbarsten chirurgischen Aufgaben – sowohl für den Patienten als auch für den Chirurg. Obwohl der Eingriff vergleichsweise einfach durchzuführen ist, kommt es nicht ganz selten zu katastrophalen Verlaufen, die mit mehrfachen Nachoperationen einhergehen und für den Patienten mit einem Desaster enden können. Wir haben eine solchen Fall, bei dem Neurologen, Orthopäden, Hand- und Neurochirurgen beteiligt waren, publiziert und als iatrogenes KTS bezeichnet (Assmus und Staub 2006).

Wie lassen sich solche und ähnliche Fälle vermeiden? Mit dieser Frage kommen wir zu dem Thema der Qualitätssicherung, die heute in zunehmendem Maß von Patienten und Krankenkassen eingefordert wird.

Ziel jeder medizinischen Behandlung – auch der chirurgischen – ist es, die Beschwerden des Patienten zu bessern oder zu beseitigen. Hierbei sind wirtschaftliche Gesichtspunkte zu berücksichtigen. Die Kosten der Behandlung sollten in angemessenem Verhältnis zum Resultat stehen. Bei der Frage der offenen oder endoskopischen Operation des KTS, muss auch dieser Aspekt berücksichtigt werden (vgl. Kap. 6.8).

Für das Ergebnis einer Operation spielen nicht nur die Technik und Durchführung eine Rolle, sondern auch die korrekte Indikationsstellung. Ein perfekt durchgeführter Eingriff kann nicht erfolgreich sein, wenn Indikation und Diagnose ungenau oder fehlerhaft waren. Die Indikation ist nicht nur abhängig von der korrekten Diagnose, sondern auch vom Abwägen verschiedener Behandlungsformen unter Berücksichtigung der Behandlungsrisiken. Dies bedeutet, dass ein risikoarmes Operationsverfahren in bestimmten Fällen eine großzügigere Indikationsstellung erlaubt.

Die Diagnose ist das Ergebnis aus Anamnese, klinischem, elektroneurographischem und eventuell bildgebendem Befund. In typischen Fällen stimmen sämtliche Kriterien überein. Bei atypischen Fällen müssen differenzialdiagnostische Erwägungen angestellt und eine Entscheidung für oder gegen einen bestimmten Eingriff getroffen werden. Dies erfordert gelegentlich eine besondere Begründung, wenn die Entscheidung des Operateurs für andere nachvollziehbar sein soll. Die Art des operativen Vorgehens muss ebenfalls bestimmten Kriterien standhalten. Für die Auswahl spielen u. a. die Fähigkeiten des Operateurs eine Rolle. Die jeweils besonders gut beherrschte Operationsmethode ist häufig die bessere. Auch dem Wunsch des Patienten nach einem bestimmten Operationsverfahren, z. B. einem endoskopischen Eingriff, ist gelegentlich Rechnung zu tragen.

> Für die häufigsten Krankheitsbilder gibt es mittlerweile Leitlinien, die von den beteiligten wissenschaftlichen Fachgesellschaften erstellt wurden und im Internet für jedermann zugänglich sind (AWMF bzw. leitlinien.net). Für das Karpaltunnelsyndrom wurde erstmals 2007 eine evidenzbasierte fachübergreifende Leitlinie im Auftrag von sechs Fachgesellschaften (DGH, DGNC, DGN, DGO) erstellt und 2012 aktualisiert (Assmus et al. 2007, 2012, www.leitlinien.net).

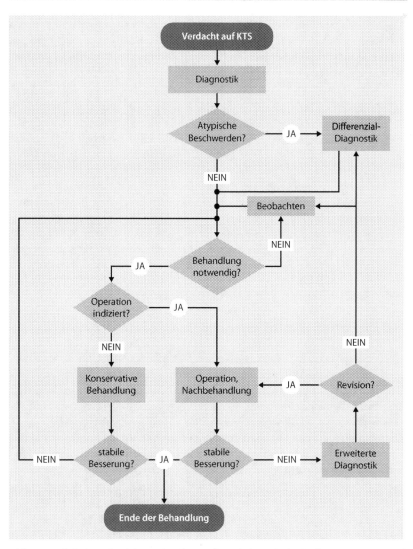

Abb. 6.8 Klinischer Algorithmus für Diagnostik und Therapie des KTS. (aus: Assmus et al. 2012)

Im Rahmen dieser Leitlinie können *Qualitätsmerkmale* festgelegt und evaluiert werden. Eine sehr vereinfachte und abstrahierende Darstellung des strukturierten Vorgehens bei Diagnose und Therapie des KTS lässt sich in einem klinischen Algorithmus darstellen (Abb. 6.8).

Die in der Leitlinie und auch in dieser Übersicht empfohlenen diagnostischen und operativen Verfahren sind – soweit möglich – „evidenzbasiert", d. h. sie beruhen auf kontrollierten (randomisierten) Studien. Nur schwer messbar bleibt bei der Empfehlung operativer Maßnahmen die Qualität und Erfahrung des Operateurs die eine entsprechende Ausbildung in der Nervenchirurgie voraussetzt.

Was Sie aus diesem Essential mitnehmen können

- Das KTS ist mit einer Prävalenz von mehr als 10 % nahezu eine „Volkskrankheit".
- Elektrophysiologie und Bildgebung (Neurosonografie, Neuro-MRT) sichern die Diagnose und sind wichtig für Verlaufsuntersuchungen.
- Die offene Retinakulumspaltung ist nach wie vor der Goldstandard in der operativen Behandlung.
- In der Hand des Erfahrenen sind die endoskopischen Verfahren gleichwertig.
- Bei rechtzeitiger und adäquater Behandlung ist die Prognose sehr gut.
- Qualitätssicherung ist ein zunehmend wichtiger Aspekt.

© Springer-Verlag Berlin Heidelberg 2015
H. Assmus, *Das Karpaltunnelsyndrom,* essentials,
DOI 10.1007/978-3-662-45315-5

Literatur

Agee JM, McCaroll HR Jr., Tortosa RD, Berry DA, Szabo RM, Peimer CA (1992) Endo-scopic release of the carpal tunnel: a randomized prospective multicenter study. J Hand Surg 17A:987–995

Agee JM, Peimer CA, Pyrek JD, Walsh WE (1995) Endoscopic carpal tunnel release: a prospective study of complications and surgical experience. J Hand Surg Am 20:165–171

Assmus H (1978) Elektroneurographie peripherer Nervenläsionen. Thieme, New York

Assmus H (1993) Ist das Karpaltunnelsyndrom erblich? Akt Neurol 20:138–141

Assmus H (2000) Tendovaginitis stenosans. Eine häufige Begleiterkrankung des Karpaltun-nelsyndroms. Nervenarzt 71:474–476

Assmus H, Antoniadis G (Hrsg) (2015) Nervenkompressionssyndrome, 3. Aufl. Springer, Berlin Heidelberg

Assmus H, Frobenius H (1987) Das posttraumatische Karpaltunnelsyndrom. Chirurg 58:163–165

Assmus H, Hashemi B (2000) Die operative Behandlung des Karpaltunnelsyndroms in der Schwangerschaft Erfahrungsbericht anhand von 314 Fällen. Nervenarzt 71:470–473

Assmus H, Penzholz H (1976) Das Karpaltunnelsyndrom. Diagnostik und Therapie. Dtsch Ärzteblatt 73:1665–1671

Assmus H, Staub F (2004) Handchirurgische Eingriffe nach Mammakarzinom am Beispiel des Karpaltunnelsyndroms. Handchir Mikrochir Plast Chir 36:237–240

Assmus H, Staub F (2005) Karpaltunnelsyndrom-Rezidive bei Langzeithämodialyse. Hand-chir Mikrochir Plast Chir 37:158–166

Assmus H, Staub F (2006) Das „iatrogene" Karpaltunnelsyndrom. Handchir Mikrochir Plast Chir 38:31–33

Assmus H, Dombert T, Staub F (2006) Rezidiv- und Korrektureingriffe beim Karpaltunnel-syndrom. Handchir Mikrochir Plast Chir 38:306–311

Assmus H, Antoniadis G, Bischoff C et al (2007/2012) Diagnostik und Therapie des Karpal-tunnelsyndroms. Leitlinie der Deutschen Gesellschaften für Handchirurgie, Neurochir-urgie, Neurologie, Orthopädie und Orthopädischen Chirurgie. AWMF-Leitlinienregister Nr. 005–003

Assmus H, Antoniadis G, Bischoff C (2014) Diagnostik und Behandlung des Karpal- und Kubitaltunnelsyndroms und seltenerer Nervenkompressionssyndrome Dtsch Ärztebl. Int. (im Druck)

© Springer-Verlag Berlin Heidelberg 2015
H. Assmus, *Das Karpaltunnelsyndrom,* essentials,
DOI 10.1007/978-3-662-45315-5

Boeckstyns ME, Sorensen AI (1999) Does endoscopic carpal tunnel release have a higher rate of complications than open carpal tunnel release? An analysis of published series. J Hand Surg 24B:9–15

Chow JCY (1990) Endoscopic release of the carpal ligament for carpal tunnel syndrome: 22-month clinical result. Arthroscopy 6:288–296

Chow JCY (1994) Endoscopic carpal tunnel release. Two-portal technique. Hand Clinics 10:637–646

Dick FD, Graveling RA, Munro W et al (2011) Workplace management of upper limb disorders: a systematic review. Occup Med 61:19–25

Haase J (2007) Carpal tunnel syndrome – a comprehensive review. Adv Tech Stand Neurosurg 32:178–249

Janz D (1962) Über das Karpaltunnelsyndrom als Grundlage von Schwangerschaftsparästhesien. Dtsch Med Wochenschr 87:1454–1457

Kele H (2004) Sonographie der peripheren Nerven. In: Reimers CD, Gaulrapp H, Kele H (Hrsg) Sonographie der Muskeln, Sehnen und Nerven, Deutscher Ärzte-Verlag, Köln

Lanz U (1977) Anatomical variations of the median nerve in the carpal tunnel. J Hand Surg 2:44–53

Learmonth JR (1933) The principle of decompression in the treatment of certain diseases of peripheral nerves. Surg Clin North Am 13:905–913

Lundborg G (2000) A 25-year perspective of peripheral nerve surgery: evolving neuroscientific concepts and clinical significance. J Hand Surg Am 25:391–414

O'Connor D, Page MJ, Marshall SC, Massy-Westropp N (2012) Ergonomic positioning or equipment for treating carpal tunnel syndrome. Cochrane Database Syst Rev 1:CD009600

Okutsu I, Ninomiya S, Takatori Y, Ugawa Y (1989) Endoscopic management of carpal tunnel syndrome. Arthroscopy 5:11–18

Padua L, Di Pasquale A, Pazzaglia C et al (2010) Systematic review of pregnancy related carpal tunnel syndrome. Muscle Nerve 42:697–702

Phalen GS (1951) Spontaneous compression of the median nerve at the wrist. JAMA 145:1128–1133

Phalen GS (1966) The carpal tunnel syndrome: Seventeen years' experience in diagnosis and treatment of 654 hands. J Bone Joint Surg 48A:211–228

Pham M (2014) MR-Neurographie zur Läsionslokalisation im peripheren Nervensystem. Warum, wann und wie? Nervenarzt 85:221–237

Preißler P (1996) Die palmar-dorsale endoskopische Karpalbandspaltung. Arthroskopie 9:11–16

Rosenbaum RB, Ochoa JL (2002) Carpal tunnel syndrome and other disorders of the median nerve, 2. Aufl. Butterworth Heinemann, Amsterdam

Scholten RJ, Mink van der Molen A, Uitdehaag BM et al (2007) Surgical treatment options for carpal tunnel syndrome. Cochrane Database Syst Rev 17:CD003905

Spahn G, Wollny J, Hartmann B, Schiele R, Hofmann GO (2012a) Metaanalyse zur Bestimmung von Risiko-Faktoren für das Karpaltunnelsyndroms (KTS) Teil I. Allgemeine Risikofaktoren. Z Orthop Unfall 150:503–515

Spahn G, Wollny J, Hartmann B, Schiele R, Hofmann GO (2012b) Metaanalyse zur Bestimmung von Risiko-Faktoren für das Karpaltunnelsyndroms (KTS) Teil II. berufsbedingte Faktoren. Z Orthop Unfall 150:516–524

Tanzer RC (1959) The carpal tunnel syndrome; a clinical and anatomical study. J Bone Jt Surg Am 41:626–634

Vasilidiasis HS, Georgoulas P, Shrier I et al (2014) Endoscopic release for carpal tunnel syndrome. Cochrane Database Syst Rev CD008265

Verdugo RJ, Salinas RS, Castillo J, Cea JG (2008) Surgical versus non-surgical treatment for carpal tunnel syndrome. Cochrane Database Syst Rev CD001552

Lesen Sie hier weiter

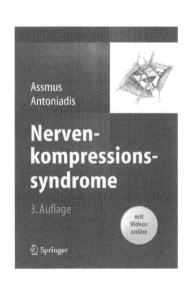
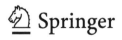